実習記録につまずいたとき読む本

著 ローザン由香里

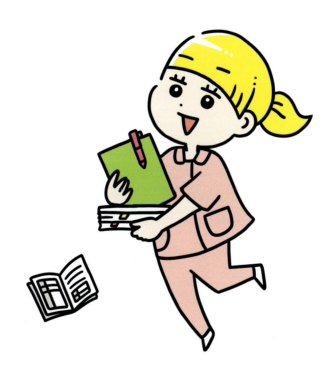

照林社

「実習記録がなければ、実習はもっと楽しいのになぁ」

　患者さんと話したり、患者さんに援助したりするのは好きだし、そうしている時間はすごく楽しい。実習記録さえなければ、実習ってもっと楽しいのに。あ〜あ、実習記録がなければいいのになぁ。

　心当たりがあるフレーズでしょうか。もし、そんなふうに感じながらも、この本を手に取ってくださったのだとしたら、実習記録がなければいいのにという思いと裏腹に、実習記録が書けるようになりたいなぁという願いもひそかに抱いておられるのかもしれませんね。

　がんばっているのに、さぼっているわけではないのに、なかなかできるようにならないというのは、なんとももどかしいものです。なんとかしなければと焦れば焦るほど、誤った決断をしてしまいがち。すると、時間を失うばかりで、いつまでも成果が出ないという悪循環が起こります。

　「がむしゃらに努力をすればいいというのは間違いです」[1]
これは、『努力不要論』(中野信子著、フォレスト出版、2014年)のなかの著者の言葉です。この本のなかではさらに、
　「まず、自分が何をしたいのか、そのためにはどうすればいいのか。それを知るための努力が、本当に必要な努力です」[1]
と続きます。
　実習記録が書けないという悩みにも、同じことがいえるように思います。がんばっているのに成果が出ないときは、やり方が間違っている可能性が高いです。実習記録が書けるようになるには、実習記録が書けるようになるためにすべきことを知る必要があります。ここを見誤ってしまうと、成果につながらないがむしゃらな努力になってしまいます。

もしあなたが、「実習記録に、何を書けばいいのかわからない」と悩んでいるのだとしたら、実習記録が書けるようになるために、一つだけやめなければいけないことがあります。
　それは、「実習記録に何を書けばいいのか」──この答えを「探す」ことです。
　実習記録に何を書けばいいんだろう、この答えを探している間は、残念ながら実習記録は書けるようにはなりません。なぜなら、実習記録に何を書けばいいのか、の「何」は、探して見つかるものではなく、あなたがつくるものだからです。実習記録が書けないとき、実習記録に何を書けばいいのか、その答えを探し続けるのは、がむしゃらな努力です。

　実習記録に何を書けばいいのか、の答えは「あなたの考え」です。ある情報について、あなたはどのように考えたのか。実際に行った援助について、あなたはどのように考えたのか。実習記録に書くことは、「あなたの考え」です。あなたがどのように考えたのか、の答えはあなた自身の「考える」という行動によってしか生まれません。教科書を調べても、インターネットで検索しても、何を書けばいいのかの答えが見つからないのは、これが理由です。

　　では、「あなたの考え」を書くには、どうしたらいいのか？

　そうです。実習記録が書けるようになるために解決すべき疑問はこれなのです。
　実習記録が書ける、そのためには「何を書けばいいのか、の答えを探す」代わりに、「書くために、【すべきことをする】」必要があるのです。

　本書では、実習記録に書くべきことを書くために【何をするのか】というプロセスについて解説しています。

　Part1では、実習記録を書くということについての基礎知識を学びます。「OKになる実習記録」について、どのような実習記録がOKになり、そのためには何が必要なのかを解説します。

　Part2では、看護過程のステップについておさらいします。

Part3では、実習記録用紙ごとに「実習記録ができあがるまでのプロセス」について学びます。OKラインを越えることをめざして、実習記録用紙ごとに、あなたの考えをつくって述べる、そのために【何をするのか】について解説します。

　できあがりの実習記録に対して、どこがよくて、どこがよくないのか、改善ポイントや改善方法などを解説する参考書が多いなか、本書は、結果として実習記録ができあがるまでのプロセスについて、ひとつずつ解説することとしました。書く前の、考えるプロセスから、文章を組み立てるプロセス、そして書くことまでを順序立てて説明しています。

　そして、最後のPart4では、OKラインを越える実習記録を、さらによりよい実習記録にするために、よくある指導者からのコメントを織り交ぜながら、疑問や悩みへの対策を紹介しています。

　がむしゃらな努力を、あなたの願いを実現する努力に変えることができたら、どんな変化が起こるでしょうか。実習記録が書けるようになったあなたを、想像してみてください。そこには、どんなあなたがいますか？　記録用紙を目の前にして、迷わず悩まずサクサクと進んでいるあなたでしょうか。やり直しすることはほとんどなくなって、一発OKをもらえることが増えたあなたでしょうか。自信も元気も取り戻して、実習を楽しんでいるあなたでしょうか。

　本書は、はじめて看護過程の授業や実習を経験したことで、この先に控えている看護過程を展開する実習を現実的に感じるようになると同時に、実習記録への不安で押しつぶされそうになっているあなたが、看護を学ぶ実習にするための、実習記録の準備ができることを願って書きました。

　「実習記録に何を書けばいいのかわからない」あなたが、いつまでも答えの見つからなかったこの悩みから解放されるお手伝いができたらうれしい限りです。

2019年12月

ローザン由香里

CONTENTS

Part 1 OKになる実習記録とは ……P.1

OKになる実習記録とOKにならない実習記録 ……P.2
OKになる実習記録の条件とは ……P.2
なぜこれらがOKになる実習記録の条件なのか ……P.6
実習記録を書く目的 ……P.7
なぜ、実習記録が書けないのか？ ……P.13
実習記録が書けるようになるにはどうしたらいい？ ……P.15

Part 2 実習記録で大切な看護過程のおさらい ……P.17

看護過程とは ……P.18
Step1　アセスメントから看護診断まで ……P.19
Step2　看護診断(問題の明確化)から看護計画立案まで ……P.22
Step3　看護計画立案から看護計画実施まで ……P.23
Step4　看護計画実施から看護計画評価まで ……P.24
看護過程おさらいのまとめ ……P.24

Part 3 実習記録用紙ごとの書き方の基本とポイント ……P.25

Part3で扱う看護過程の記録について ……P.26
Part3で取り上げる看護過程の展開＋記録を書くプロセスの一覧 ……P.28

アセスメント〜看護診断(問題の明確化) ……P.31

アセスメントから看護診断(問題の明確化)とは ……P.32
アセスメントから看護診断(問題の明確化)までのプロセス ……P.33
プロセス①　情報の収集⇔情報の読み取り ……P.34
プロセス②　原因の究明 ……P.43
プロセス③　看護診断(問題を明確化) ……P.52
指導者のチェックポイント ……P.56

看護計画立案 ……P.57

看護計画立案とは ……P.58
看護計画立案のプロセス ……P.59
プロセス①　期待される成果を明確にする ……P.60
プロセス②　期待される成果を得るための計画を立てる ……P.66
指導者のチェックポイント ……P.72

看護計画実施（SOAPの書き方）…… P.73

看護計画実施とは …… P.74
看護計画実施〜看護介入の効果を判断するプロセス …… P.76
プロセス①　看護計画の内容を確認する（実施の準備をする）…… P.77
プロセス②　看護介入を実施する …… P.80
プロセス③　看護介入を実施した結果を記録する …… P.81
指導者のチェックポイント …… P.92

行動目標・行動計画立案 …… P.93

毎日の行動目標・行動計画のプロセスを学ぶ前に …… P.94
行動目標・行動計画とは …… P.96
行動目標立案から行動計画立案のプロセス …… P.97
プロセス①　行動目標を立案する …… P.97
プロセス②　行動計画を立案する …… P.103
指導者のチェックポイント …… P.106

Part 4　実習記録をよりよくするための よくある悩みQ＆A …… P.107

アセスメント〜看護診断の悩み …… P.108
看護計画立案の悩み …… P.117
看護計画実施（SOAP）の悩み …… P.123
行動目標・行動計画の悩み …… P.128
その他の記録の悩み …… P.134

お役立ちColumn
関連図が書けるようになるコツ …… P.30
行動目標・行動計画 発表のコツ …… P.136

付録
実習記録にまつわるルール …… P.137

引用・参考文献一覧 …… P.141
索引 …… P.142

[装丁]ビーワークス
[本文デザイン・DTP]林慎悟（D.tribe）
[表紙イラスト]あきばさやか
[本文イラスト]あきばさやか、サヲリブラウン

本書の構成と使い方

「この本」は大きく4つのパートに分かれています。
実習記録につまずいたとき、それぞれのパートをひもといて見てください！

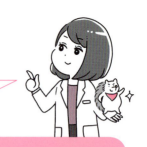

何で私の実習記録は
OKにならないんだろう？
OKになる人と何が違うの!?

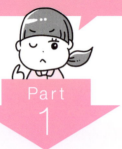

Part 1

OKになる実習記録とは

OKになる実習記録と
OKにならない実習記録の違いや、
OKになる実習記録の条件を
解説するよ！

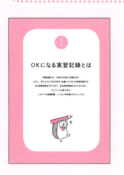
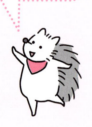
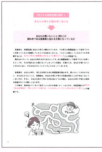
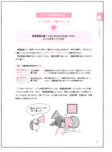

そもそも
看護過程がわからない！
できていないと言われる…

Part 2

実習記録で大切な看護過程のおさらい

看護過程について、
ステップごとに、
わかりやすく解説します！

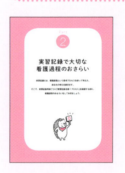
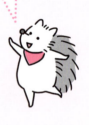
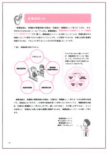
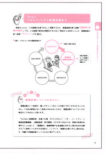

練習問題がダウンロードできる！

Part3で学んだ記録用紙ごとの書き方について、ゴードンと、ヘンダーソンの枠組みを使ったパターンで練習問題を用意しました！プチナースWebからダウンロードできますので、ご活用ください。

練習問題の
ダウンロードは
こちらから！

たくさんある記録用紙に
いったい何を書いたらいいか
わからない！

情報をどこに分類したらいいか迷う、
毎日の行動目標が浮かばない、
など書いていると疑問がいっぱい！

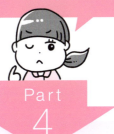

Part 3
実習記録用紙ごとの書き方の基本とポイント

アセスメント、看護計画、SOAP、
行動目標・計画の4つの用紙ごとに、
書き方をプロセスに分けて
くわしく解説するよ！

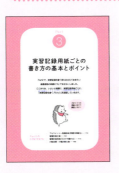
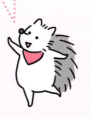
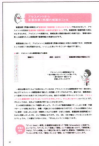
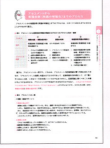

Part 4
実習記録をよりよくするためのよくある悩みQ&A

実習記録をよりよいものに
仕上げていくために、
よくある疑問や指導者から
指摘されることについて
解決していきます！

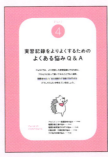
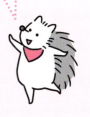
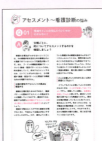
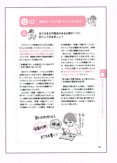

著者紹介

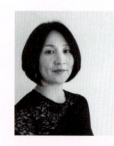

ローザン由香里

ユアナーシング代表。看護師。
実習記録に振り回されず、自分らしく
看護過程を学ぶための教材づくり、
安心して学べる環境づくりに励む。
https://yournursing.jp/column/

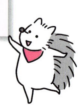

Part 1

OKになる実習記録とは

実習記録には、「あなたの考え」を書きます。
ただし、同じように「自分の考え」を書いたつもりの実習記録でも、
ある実習記録はOKになり、ある実習記録はOKにならない、
ということがあります。
この2つの実習記録、いったい何が違うのでしょうか。

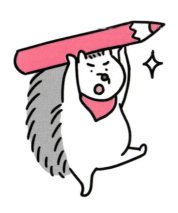

OKになる実習記録とOKにならない実習記録

　OKになる実習記録と、OKにならない実習記録の違いは、**OKになる条件を満たしているかという点**です。実習記録を提出したあと、追加や修正など何かしらのやり直しが必要になるとき、やり直しの理由は「OKになる条件を満たしていないから」です。

　すでにOKをもらっているグループメンバーの実習記録と、まだOKをもらえていない自分の実習記録とを比べてみたとき、もっと詳しく書いたほうがいいのかな、もっと短いほうがいいのかな、これを入れたほうがいいのかな、これは入れないほうがいいのかな、と文章の見た目の違いに気づきやすいです。

　そのため、文章の見た目の違いがOKをもらえない理由だと勘違いしてしまうことがあります。OKになるかならないかの違いは、文章の見た目の違いではありません。条件を満たすことができていれば、文章が長いとか短いということは問題ではないのです。

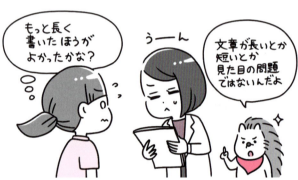

OKになる実習記録の条件とは

　OKになる実習記録の条件とは、次の3つです（**図1**）。

- 条件1　あなたの考えが述べられている
- 条件2　あなたの考えが読み手に伝わる
- 条件3　ルールを守って書かれている

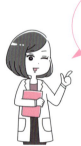

3つの条件がそろってはじめてOKになる実習記録になるよ
1つずつ詳しくみていきましょう

■ 図1　OKになる実習記録の条件

- 考えがある
- わかりやすさ
- ルール遵守
- OKになる実習記録

| OKになる実習記録の条件 1 |

あなたの考えが述べられている

実習記録に、あなたの考えが述べられているか
かつ、その考えは
看護過程という思考プロセスを使って導き出されたものか

　実習記録には、あなたの考えを書きます。何に対するあなたの考えを書くのかは、実習記録用紙ごとに決まっています。**実習記録用紙ごとに問いが設定されている**、というとイメージしやすいでしょうか。アセスメントを書く記録用紙には、アセスメント専用の問いがあり、その問いに対する答えを書くということです。問いに対する答えが書かれていなかったり、問いに対する答えになっていなかったりしたとき、この条件を満たしていないといえます。

　そしてもう1つ、問いに対する答えは「あなたが考えたこと」であれば何でもいいのかというと、そうではありません。実習記録に書くあなたの考えというのは、**看護過程という思考プロセスを使って導き出すことが重要**です。看護過程という思考プロセスを使っていなかったり、使い方が間違っていたりすると、結果として問いに対する妥当な答えになりません。この場合、条件を満たしていないということになります。

　寝る時間をけずって何時間も考えて、やっとの思いで書き上げた実習記録に対して、「思いつきで書いている」「思い込みではありませんか？」などとコメントされると腹が立ったり、落ち込んだりすることがあるかもしれません。ただし、ここでいう思いつきや思い込みで書いている、というコメントは、適当に書いていることを意味しているわけではありません。看護過程という思考プロセスを使っていない、または使った経緯が読み手である臨床実習指導者や教員（以下、「指導者」とします）には見えない、見えにくいことを指摘しているのです。

　看護過程という思考プロセスを使って、実習記録用紙ごとの問いを確認すること、また問いに対する答えの導き出し方について詳しくは、**Part3**で解説します。

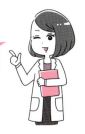

記録に書く
あなたの考えは
何でもよいわけでは
ないのです

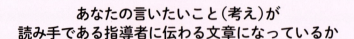

OKになる実習記録の条件 2

あなたの考えが読み手に伝わる

あなたの言いたいこと（考え）が
読み手である指導者に伝わる文章になっているか

　指導者は、実習記録にあなたの考えが書かれているか、その考えは看護過程という思考プロセスを使っているかを確認していることをお伝えしました。この2つを満たしているかどうかを判断するには、**あなたの考えが指導者に伝わるように書かれている**ことが前提です。

　頭のなかでいくら、あなたの考えをまとめたとしても、また看護過程という思考プロセスを使ったとしても、それが見えない文章になってしまっている場合、文章からは、あなたが言いたいことがわからない、またはわかりにくいということになってしまいます。

　指導者は、あなたの考え、考え方を知るために実習記録を読みます。言いたいことがわからない、またはわかりにくいと、指導者は、あなたの考えや考え方を読み取ることができなくなってしまいます。すると、あなたの考えや考え方が妥当かどうかの前に、あなたの考えや考え方自体を把握することが難しくなります。

　この場合、具体的にどこをどう直すといいのかも助言しにくくなります。実習記録には**読み手である指導者が、「問いに対しての答えは、これなのね」ということがわかるように書く**ことが重要です。

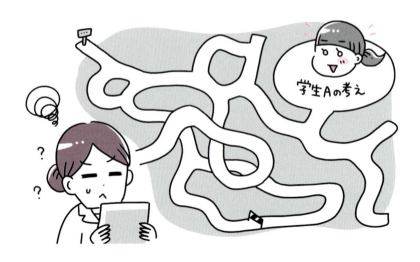

OKになる実習記録の条件 3
ルールを守って書かれている

実習記録を書くときに守らなければいけないルールを守っているか

　看護過程という思考プロセスを使って導き出したあなたの考えは、好きな場所に、好きなように書いてよいわけではありません。決められたルールを守って書く必要があります。

　実習記録に関係するルールには、おもに、**書式に関するルール**と、**表記に関するルール**があります（表1）。

■ 表1　実習記録に関係するルール

書式に関するルール	どこに何を書くのか	実習記録のほとんどは、表になっていたり、見出しがついていたりと、どこに何を書くのかがわかるような書式になっていることが多い
表記に関するルール	何をどのように書くのか	専門用語を使うこと、時間の表示の仕方、単位を略さないことなど、実習記録を書き記すうえでの約束事がある

　2つのルールのうち、とくに表記に関するルールは、看護記録を書くうえでのルールに共通していることが多いです。ただし、実習記録用紙によっては、学校ごとに異なるルールを設けていることも少なくありません。設けているルールに違いがあるのは、実習目標、実習内容、実習形態などが異なるためです。

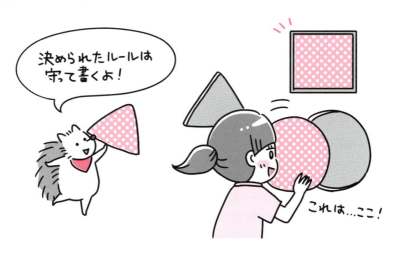

たとえば、アセスメントを書く記録用紙には、アセスメントした内容を書く、という原則に変わりはありませんが、アセスメントした内容を、1つのかたまりとして、1つのまとまったスペースに書くこともあれば、アセスメントのなかの、○○の部分はここに、△△の部分はここに、という具合に、アセスメントした内容を分解して、それぞれを決められた場所に書くこともあるかもしれません。使用する文字の色にはじまり、構成、記述の仕方、記録用紙の扱いなどに関するルールは、学校ごとに異なることがあります。どこに何を、どのように書くのか、に関するルールの詳細については、実習記録を担当する教員に確認しておくことが大切です。

　さて、どんな実習記録がOKになって、どんな実習記録がやり直しになるのかについてお伝えしてきましたが、改めて強調したいのは、OKになる実習記録とOKにならない実習記録は、**こうした基準によって分けられている**という点です。
　OKになる実習記録を書くためには、**OKになる実習記録ができあがるために「すべきことをする」**必要があります。そして、それを間違えないためには、**OKになる実習記録とは何かを正しく理解しておく**ことが重要です。

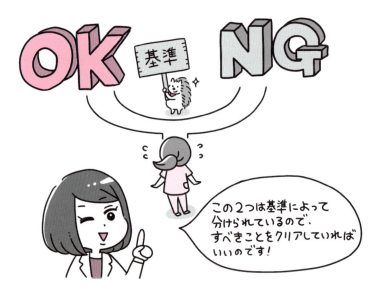

なぜこれらが OKになる実習記録の条件なのか

　OKになる実習記録の条件についてお伝えしてきましたが、ひょっとして、「OKになる実習記録」「OKにならない実習記録」という表現に、あなたは違和感を感じているかもしれません。OKをもらうために実習記録を書くとなると、よい評価をもらうことが実習記録を書く目的になっているように聞こえるでしょうか。点数をかせぐための実習記録に時間も心も奪われてしまうとなると、自分は何のために実習記録を書いているのか、何のために実習をしているのかがわからなくなり、どんどんやる気を失っていくものです。

「今日から、実習記録を書かなくてもいいです」

と言われたら、あなたはどんな気持ちになりますか？

　何のために書いているのか、実習記録を書く意味や価値がよくわからない場合、実習記録から解放されることをうれしく感じるかもしれません。実習記録を書かなくて済む、となると同時に、実習記録を書くという課題に伴って生じている悩みもなくなります。寝る時間も増えて、自分の興味や関心のあることについて調べたり、学んだりするために時間を使うことができるようになります。何度も何度も書き直しをしている自分に、嫌気がさすこともなくなります。なんだか未来は明るくなる感じがしますね。

　では、もう1つ別の質問です。

「実習記録がなくなったら、看護過程はもっとスムーズに展開できそうですか？ 患者さんに必要な看護を今よりも、効率よく効果的に実践できそうですか？」

　それとこれとは別問題だと感じる場合、演習や実習で、実習記録をうまく活用できていないのかもしれません。

　看護過程を展開する実習において、実習記録というのは展開を助けるツールになります。実習記録を書くことが大変で、患者さんや患者さんに必要な看護について考える時間がないといったように、実習記録と実践がかけ離れてしまっているとき、どこかで歯車がずれてしまっている可能性があります。歯車のずれを直し、実践につながる実習記録にするために、次に実習記録を書く目的について確認しておきましょう。

実習記録を書く目的

「実習記録を書く」という方法によって身につけたい技術は、2つあります。

> 技術1　看護過程という思考プロセス
> 技術2　看護記録を書く記述力

　実習記録は評価の資料として扱われるものですが、評価に必要な資料をつくるために実習記録を書いているわけではありません。「実習記録を書く」目的は、**看護師に必要な2つの技術を身につけるため**です。先にお伝えした3つの条件を満たす実習記録が書けるようになることのねらいは、この2つの技術を身につけることにあります。

身につけたい技術 1

看護過程という思考プロセス

実習記録は看護過程という思考プロセスを身につけるために書いている

　看護過程とは、問題解決過程を基盤とした思考プロセスです。看護過程という思考プロセスを身につけるために、なぜ「書く」という方法が必要なのでしょうか。「思考プロセス」という目に見えないものが、書くことによって見えるようになるからです（**図2**）。思考プロセスが見えることによる利点は3つあります。

利点 1　指導者があなたの思考プロセスを把握する

　ベッドメイキングの技術を身につけるとき、教員がベッドメイクする場面を実際に見たり、ベッドメイクの解説動画を見たりと、「見る」ことによって、患者さんにとって快適なベッドをつくるためには、何をどうすればいいのかを学んだことと思います。

　同時に、ベッドメイキングの練習では、実際にベッドをつくる様子を教員や友人に見てもらいながら、課題を見つけていかれたのではないでしょうか。「見える」ということは、見えないものより把握がしやすく、また共有しやすいという性質があります。これが、看護過程という思考プロセスを身につけるために、書くという方法を取り入れる理由です。

■ 図2　考えを可視化する

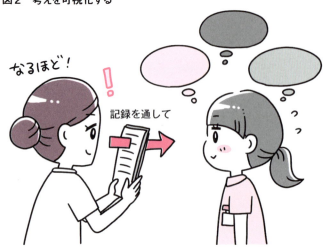
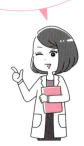

患者さんについて、あなたがどのように考えて、どのような看護をしようと考えているのか、この過程を把握できることで、指導者はあなたの考え方を知ることができます。あなたの考え方を知ることができると、あなたの考え方を「看護師らしく考える」考え方に近づけるためには、何をどうすればいいのかを検討しやすくなります。

　「看護師らしく考える」考え方を身につけるために指導者が注目しているのは、出した答えが正しいかどうかではありません。**何をどのように考えてその結論になったのか、その結論に至るまでの過程**をみています。なぜなら、どんな結論になる場合も、その結論に至るまでの間に「判断」があり、「判断」こそが「行動」の裏づけになるからです。

　『基本から学ぶ看護過程と看護診断　第7版』（ロザリンダ・アルファロ-ルフィーヴァ著、本郷久美子監訳、医学書院、2012年）のなかでは、「看護過程は、看護師が看護実践を系統的・計画的に"看護師らしく考える"ために、まず、学ばなければならないツールである」[2]と述べられています。看護過程という思考プロセスを使って考えるということは、看護師としての責任をもって判断することだといえます。

利点2　あなた自身が、あなたの思考プロセスを把握する

　ここまでの説明ですと、「実習記録は、指導者のために書くもの」のように聞こえるかもしれません。確かに、実習記録は、指導者があなたの考え方を把握する助けになります。同時に、じつはあなた自身が、あなた自身の考え方を把握するうえでも役立ちます。その理由は同じです。思考プロセスという目に見えないものが、見えるようになるからです。

　考え方というのは、長年の蓄積によってできあがった「習慣」です。「こういう場面を見たときには、こう感じる」「こういう発言には、こういう意味があると考える」など、自分にとっては「普通」で、誰にとっても同じ解釈になるだろうと思っていることが、じつはそうではないということが往々にしてあります。自分が普通だと思っている、自分にとってはあまりにも自然な考え方を、改めて知るために「書く」という方法を使います。慣れている場面や状況にいる場合、一瞬にして結論が浮かぶことがあるかもしれません。ただ、看護の場面では「思いついたので」「頭に浮かんだので」という理由は、行動の裏づけとして十分ではありません。思いついた場合も、頭に浮かんだ場合も、**結果としてなぜそれをよしとしたのか、「判断：考える過程」を明確にする**必要があります。

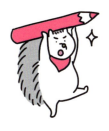

利点3　思考プロセスを共有する

　思考プロセスが見えることによるもう1つの利点は、思考プロセスを共有しやすくなることです。実習記録という同じ対象物を直接見ながら、指導者とあなたがコミュニケーションをとることで、**あなたが言いたいことが指導者に伝わりやすくなり、指導者の指導内容をあなたが理解しやすくなります。**

　同じ対象物を見ながらコミュニケーションをとることができるというのは、同じ映画を見ながらお互いの感想を話したり聞いたりできるというイメージです。2人のうち、どちらかがその映画を見ていない状況で、もう1人が見た映画の話をしても、なんのことやらよくわかりません。なんとなくイメージができたとしても、そのイメージは、話をしている人がしているイメージとは異なるかもしれません（**図3**）。

■ 図3　可視化できると共有しやすい

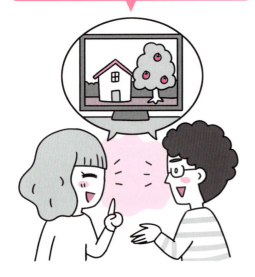

同じものを見ていると共有しやすい

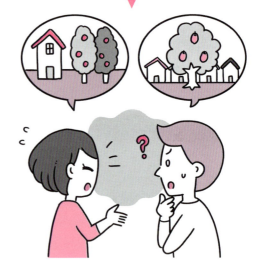

同じものを見ていないと共有しにくい

　実習記録を共有してコミュニケーションをとるというのは、結論を出すまでの過程において、あなたの頭のなかで起こっていることを、動画で見ながら相互にやりとりするイメージです。指導者が、あなたの思考プロセスの、どの部分に対して、何をどうするといいのかという指導をするとき、動画の該当する部分を指差して、「このシーンのこの部分」だと示してくれながら、それをどうするといいのかという説明を聞くことができたら、あなたは指導の内容を理解しやすくなるのではないでしょうか。

　同じように、あなたがあなた自身の思考プロセス（考え方）について、質問・相談したいとき、同じ方法を使うことで、指導者に質問や相談の内容が伝わりやすくなります。お互いの伝えたいことが、相手に勘違いされることなく伝わるというのは、お互いにとって経済的で、実習がスムーズに進むことにつながります。実習がスムーズに進むということは、効率よく、効果的に患者さんに必要な看護を実践できることにも影響するでしょう。

身につけたい技術 2

看護記録を書く記述力

「看護過程という思考プロセスを書く」ということ自体が
看護師に必要な看護記録の記述力を身につけるためのトレーニング

　看護過程という思考プロセスを身につけるために、実習記録を書くという方法を使う理由についてお話ししてきました。考える力を身につけるのであれば、書くよりも、もっと考えることに焦点を当てたトレーニングをしてもいいのでは？　そのように感じられたでしょうか。看護過程という思考プロセスを身につける手段として実習記録を書くことについてお伝えしてきましたが、じつは、**看護過程という思考プロセスを書くこと自体が看護師に必要な技術**なのです。

　『"見える記録"を書くコツ』（市村尚子著、日総研出版、2010年）のなかで著者は、看護記録について「看護実践の一連の過程を記録したもの」[3]で「看護者の行為を書き並べるものではなく、行為に至る"思考"や行為の結果についての"思考"を書くものである」[3]と説明しています。さらに、看護記録は、**表2**に示す目的から「看護が見える」「誰が見てもわかる」記録でなければいけないと述べられています。

■ 表2　看護記録の目的

1	看護の実践を証明するため
2	看護ケアの質を証明するため
3	看護ケアに活かすため
4	コミュニケーションの手段にするため
5	法的資料にするため
6	施設基準や診療報酬上の要件を証明するため

市村尚子：“見える記録”を書くコツ．日総研出版，東京，2010：9．より転載、一部改変

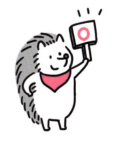

　これらのことを踏まえると、看護記録の記述力を身につけるというのは、**思考を含む看護実践の一連の過程を、「看護が見える」「誰が見てもわかる」記録として書ける力を身につけること**だといえそうです。

自分はわかるけれど、指導者にあなたの意図が伝わらないというとき、指導者のために記録を書き直していると感じることがあるかもしれません。事実として、指導者に伝わるように書き直しているわけですが、書き直しの本当の理由は「指導者のため」なのではなく、「**誰が見てもわかる記録にするため**」です。何をどのように書くと、読み手に意図が伝わる実習記録になるのか、どんなルールがあって、どのようにしてルールを守るのか、などを学ぶことは、**表2（P.11）**にあげたような目的を果たす看護記録を書けるようになるためのトレーニングなのです。

　もしあなたが、実習記録に関するコメントに対して「そんなことまで、わざわざ書かないといけないの？」と感じた経験があるとしたら、ひょっとすると「看護が見える」「誰が見てもわかる」実習記録になっていなかったのかもしれません。

　「根拠は？」と指導者が聞くのは、**「どのような判断によって、それをすることにしたのか」**という結論に至るまでの過程を確認しているのかもしれません。こう考えたので、これをしました。こう判断したので、これをしませんでした。結果として何かをするとき、何かをしないとき、その行為を選んだ背景には、必ず「考え・判断」があります。あなたにとっては「わざわざ表現する必要があるのか」と感じる考えや判断であったとしても、それこそが看護記録に残さなければならない事柄になりうるということです。

　ほかにも、専門用語を使うこと、「てにをは」など文法に注意すること、自分の考えなのか教科書からの引用なのかをはっきり区別すること、「これは思い込みではありませんか」と確認されること、など、どれも細かい、重箱の隅をつつくような指導のように感じることがあるかもしれません。しかし、これらはどれも、「看護が見える」「誰が見てもわかる」記録が書けるようになるためのトレーニングなのです。

　同書のなかで、「看護が見える」「誰が見てもわかる」看護記録の要件について、3つ挙げられています（**表3**）。

■ 表3　「看護が見える」「誰が見てもわかる」看護記録の要件

1	わかりやすい日本語で書かれた記録。伝えたいことが明確で、文章が簡潔
2	決められたルールに沿った記録
3	正しい記録（客観的な事実の記録）⇔あいまいで、誤解を招く記録

市村尚子："見える記録"を書くコツ．日総研出版，東京，2010：10．より転載

なぜ、実習記録が書けないのか？

　実習記録が書けないとき、書き方を知りたいと思い、インターネットで「実習記録　書き方」などで検索すると、こんなふうに書くといいですよ、という見本や具体例が見つかることがあります。その見本や具体例を見て、「なるほど、こんな感じになればいいんだ」とイメージがわきます。

　ただし、自分で書こうとすると何から書いていいのかわからず、固まったまま進まないということがあります。その理由は、できあがりのイメージはあるけれど、そのできあがりにするのに【何をしたらいいのか】がわからないからです。

　見本や具体例は、どんな実習記録になればいいのかという指標になります。料理のレシピでいうところの、できあがりの写真です。写真を見て、どんな材料を使って、どんなふうに調理すればいいのかがわかってしまう人にとって、手順は必要ないかもしれません。

　しかし、写真を見るだけでは、何をすればいいのかわからない場合、その料理ができあがるまでの手順が必要になります。実習記録も同じです。見本や具体例などを見て、こんな実習記録になればいいのかとイメージできることで、何をどうすればいいのか、実習記録ができあがるまでの手順が浮かぶ人にとっては、見本や具体例があれば十分です。

　その一方で、見本や具体例などを見るだけでは、何をすればいいのかわからないというとき、見本や具体例のように完成させるには、何をどうすればいいのかという手順が必要になります。

　「何を書いたらいいのかわからない」の答えを探し続ける落とし穴は、ここにあります。見本や具体例は、「何を」の答えになり得ます。そのため「これを」書けばいいのか、と思って、見本や具体例を頼りに実習記録を書き出すと、ほとんど丸写しになったり、書きながら何を書いているのかわからなくなったり、自分の場合に置き換えると何も書けなくなったり、という状況になりやすいです。理由は、完成形のイメージはあるけれど、そのように完成させるための手順を知らないからです。

　落とし穴にはまってしまっているとき、「何を書けばいいのか、具体的に教えてほしい」という気持ちが芽生えやすいのが特徴です。

　たとえば、

　「アセスメントには情報を読み取った内容を書きます」

と伝えたとすると、

　「具体的にどういうことですか？」

となり、

　「情報の意味を考えたり、情報を判断したりした内容を書くということです」

と伝えると

　「たとえば、どういうことですか？」

となり、これを繰り返していくと、最終的には、ほぼ答えを伝えることになります。なぜかというと、知りたいことは「何を書くのか」の「何」の部分だからです。「何を書けばいいのか、具体的に教えてほしい」というのは、場合によっては「答えを教えてほしい」という解釈になりかねません。

　実習記録に書くべきことを書けるようになるには、何を書くのかとは別に、書くべきことが書かれた実習記録にするために「何をするのか」を理解する必要があります。

　見本や具体例は、完成形をイメージするのに役立ちます。完成形がイメージできるということは、目指すゴールがわかるということです。ただし、ゴールにたどり着くには、たどり着くための手段が必要です。ゴールをイメージするだけでは、ゴールにはたどり着けません。実習記録のゴールは、**書くべきことが書かれている実習記録を完成させること**です。このゴールにたどり着くには、ゴールをイメージするだけでなく、ゴールにたどり着くためにすべきことをする必要があります。

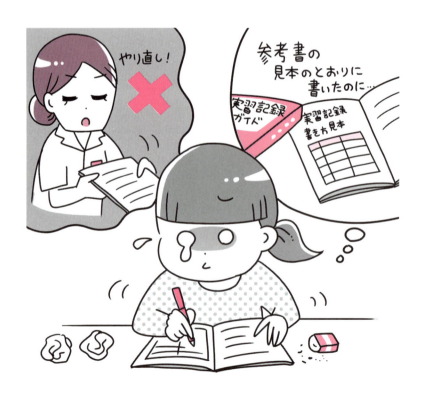

実習記録が書けるようになるにはどうしたらいい？

では、実習記録が書けるようになるには、どうしたらいいのでしょう。

- ● 実習記録が書けるとは、どのような状態になることをいうのかを理解すること
- ● 実習記録が書けるという状態になるためのプロセスを理解すること

1つめの「実習記録が書けるとはどのような状態になることをいうのか」については、「OKになる実習記録の条件」として確認しました（P.2）。いよいよ、2つめの「書けるようになるためのプロセス」をお伝えしていきます。

実習で扱う実習記録はさまざまですが、できあがるまでのプロセスはどの実習記録にも共通しています。看護過程を展開する実習では、看護過程を展開した内容を実習記録に書きます。この場合のポイントは、①看護過程を展開する→②展開した内容を書く、という順序です。

「書くというと、作家が原稿用紙に立ち向かうように、いきなり真っ白な原稿用紙を前に一字一字升目を埋めていくことだと思い込んでいる人がいるかもしれない。しかし、それは大きな誤解である」[4]は、『原稿用紙10枚を書く力』（齋藤孝著、だいわ文庫、2007年）のなかで述べられている著者の言葉です。もし、あなたに心当たりがあるとしたら、まずはこの大きな誤解を解くことから始める必要がありそうです。書くということが、いきなり真っ白な用紙を前に一字一字升目を埋めていくことではないのだとしたら、何をどうすることが書くことなのでしょうか。

同書のなかでは、書くということについて次のように説明しています。「書くことは、無から有を生み出すことではなく、頭の中で構想したものを形にしていくこと、すなわち構築することなのだ」[5]。そのためには、①頭のなかに構想したものがある→②構想したものを形にする、という順序が必須です（P.16図4）。だとすると、頭のなかで構想しないまま、いきなり形にしようとすれば、形にする「もと」がないために、形にできない、書けないということが起こるのにも納得です。

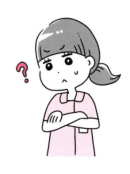

これを実習記録に置き換えると、次のようになります。

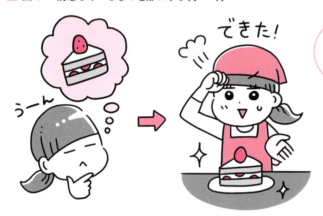

① 頭のなかに構想したものがある → ② 構想したものを形にする

看護過程という思考プロセスを使って考えた、あなたの考えがある

あなたの考えを形にする

■ 図4　構想しているものを形にする(ケーキ)

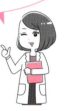

実習記録でも
"構想しているもの"="あなたの考え"
がないと
"形にできない"="書けない"
ことになってしまうのです

　実習記録の「わかりにくさ」は、言いたいこと(記録者の考え)が明らかになっていないことに関係していることがほとんどです。そして、言いたいこと(記録者の考え)が明らかにならない理由は、何に対する自分の意見を求められているのかを正しく把握できていないためです。

　このことを踏まえると、「OKになる実習記録の条件」の2つめ、「読み手に伝わるわかりやすい文章を書く」には、いわゆる文章能力ではなく、**考えを明確にする**という対策が適切であるといえます。

　看護過程を展開する場合における実習記録は、小論文や作文などと違い、基本的に記録者の「思ったことや感じたこと」などの心情的な要素は含まれません。実習記録の場合、心情的な要素ではなく、**事実としての情報があること、事実としての情報に対する考え(意見)があること**が必須です。

　この場合、読み手の心に響く表現は必要ありません。**過不足なく、必要なことが簡潔明瞭に整理されていること**が重要です。本書では、この点に焦点を当てて解説します。

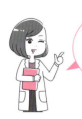

Part2では看護過程について、
Part3では実習記録ごとに
具体的なプロセスについて
確認していきましょう！

Part

2

実習記録で大切な看護過程のおさらい

実習記録には、看護過程という思考プロセスを使って考えた、
あなたの考えを書きます。
そこで、実習記録用紙ごとに「実習記録を書くプロセス」を確認する前に、
看護過程のおさらいをしておきましょう。

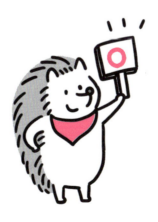

看護過程とは

「看護過程は、看護師が看護実践を系統的・計画的に"看護師らしく考える"ために、まず、学ばなければならないツール」[2]でしたね。看護過程は、**問題を解決する過程にもとづいて構築されている思考プロセス**です（figure 1）。看護過程というツールを使うということは、問題を解決する過程にもとづく思考プロセスを使うということです。この思考プロセスは、対象に必要な看護を実践するために、どのように考えるといいのかを示す筋道になっています。

■ 図1　看護過程（思考プロセス）

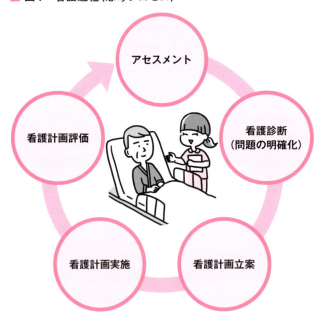

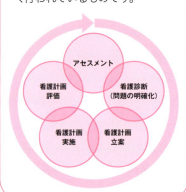

P.24のまとめにも書いていますが、看護過程のポイントは「重なり」です。それぞれのステップは実際には重なりながら途切れなく行われているものです。

看護過程は、看護師が看護実践を系統的・計画的に"看護師らしく考える"ための思考の筋道です。逆説的になりますが、この思考の筋道を使って何をしたいのかというと、看護実践を系統的・計画的に看護師らしく考えたいのです。思いつきではなく、その場しのぎでもなく、もっとも効率よく、効果的に対象に必要な看護を実践するために、看護過程というツールを使って考えます。

看護実践について考える流れについて、看護過程に沿って確認しておきましょう

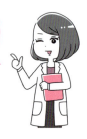

Step1
アセスメントから看護診断まで

「患者さんには、この看護が必要である」と判断するのが、看護過程の第2段階「**看護診断（問題の明確化）**」です。この段階で適切な判断をするために「患者さんを知ること」が、看護過程の第1段階「**アセスメント**」です（**図2**）。

■ 図2　アセスメントから看護診断まで

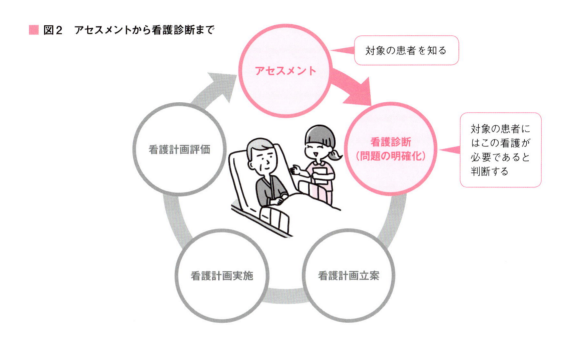

POINT

看護診断についてのおさらい

看護診断という表現が、難しさやとっつきにくさを感じやすくさせるかもしれません。この先の解説において混乱をまねかないために、看護診断について少しだけ補足をしておきたいと思います。

『NANDA-I看護診断　定義と分類　2018-2020』（T. ヘザー・ハードマン、上鶴重美原書編集、上鶴重美訳、医学書院、2018年）のなかでは、医師が疾病を治療することに対して、「看護師は、健康問題や生命過程に対する人間の反応を治療する」[6]と説明しています（**P.20図3**）。ここでいう、「看護を必要とする人間の反応」を、同書では看護診断として244ほど挙げています。

■ 図3　医師による治療と看護師による治療の違い

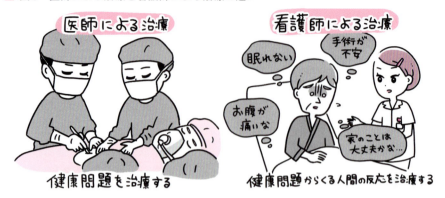

　看護診断のはじまりについて、『看護診断を読み解く！』(中木高夫著、学研メディカル秀潤社、2009年)のなかでは「NANDAの《看護診断》が開発されるまでの看護プロブレムの表現は個々のナースに任されていました。そのため、看護学的に同じ状態であっても別の言葉で表すという現象が見られるようになりました。それだけでなく、同じ言葉で表現されても、その言葉によって表現しようとしていた現象が異なる、というようなことが起こっていました。そこをなんとかしようとして始まったのが看護診断運動です」[7]と述べられています。

　前述したような看護師間の混乱を解消する目的で、**看護診断という共通の用語をつくり、看護を必要とする人間の反応（看護を必要とする現象）を定義した**ということですね。たとえば、ある患者に対して、A看護師は「栄養が足りていない」と表現して、B看護師は「栄養を十分に摂取できていない」とする、またほかのC看護師は「栄養不足」と表現している場合、3人の看護師が同じ状態を意味しているのであれば、その状態を共通の名前（栄養摂取消費バランス異常：必要量以下）という看護診断名で表現しましょう、ということです（**図4**）。

■ 図4　看護を必要とする現象を共通の用語で表現する一例

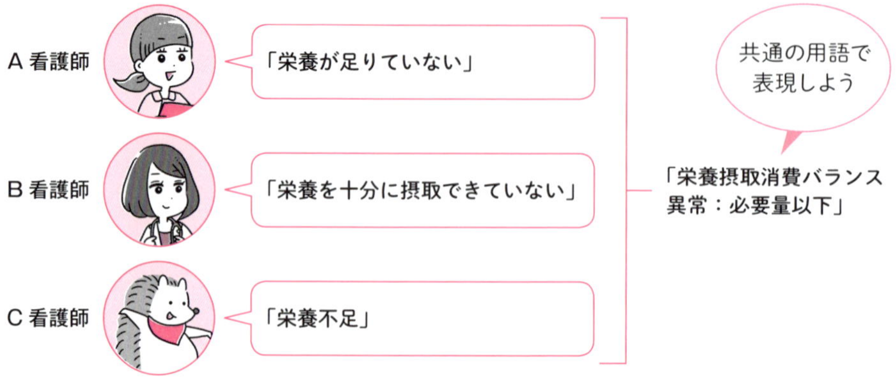

A看護師　「栄養が足りていない」

B看護師　「栄養を十分に摂取できていない」

C看護師　「栄養不足」

共通の用語で表現しよう

「栄養摂取消費バランス異常：必要量以下」

看護診断で表現する場合も、看護診断ではなく自由に表現する場合も、看護過程の第2段階の位置づけは同じです。この段階では、**「看護を必要とする、人間の反応(現象)は何か」**を明確にします。本書では「看護を必要とする、人間の反応(現象)」について、「看護診断(看護問題)」と表記することとします。

　看護診断には、「**問題焦点型看護診断**」、「**リスク型看護診断**」、「**ヘルスプロモーション型看護診断**」などがあります(**表1**)[8]。

■ 表1　看護診断の種類

問題焦点型看護診断	リスク型看護診断
●個人・家族・集団・地域社会(コミュニティ)の、健康状態／生命過程に対する**好ましくない人間の反応**についての臨床判断である	●個人・家族・集団・地域社会(コミュニティ)の、健康状態／生命過程に対する**好ましくない人間の反応の発症につながる、脆弱性**についての臨床判断である
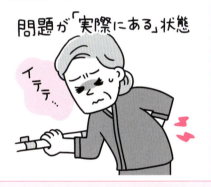問題が「実際にある」状態	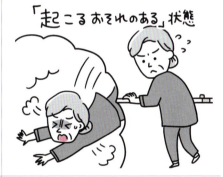「起こるおそれのある」状態
ヘルスプロモーション型看護診断	
●安寧の増大や人間の健康の可能性の実現に関する**意欲**と**願望**についての臨床判断である	
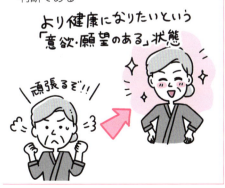より健康になりたいという「意欲・願望のある」状態	

少ないですが、看護診断の種類には「シンドローム」もあるよ

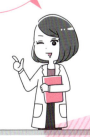

T. ヘザー・ハードマン, 上鶴重美 原書編集, 上鶴重美 訳：NANDA-I看護診断　定義と分類2018-2020　第11版, 医学書院, 東京, 2018：38-39. より転載, 一部改変

では、看護過程の復習の続きに戻りましょう。

看護過程の第2段階「看護診断（問題の明確化）」では、**「患者さんが看護を必要とする反応はこれ」だと判断**します。その判断のために「患者さんを知る」のが、第1段階「アセスメント」です。アセスメントの段階では、**患者さんを知るために必要なデータ**をそろえます（**図5**）。

■ **図5　アセスメントから看護診断（問題の明確化）までの過程のイメージ**

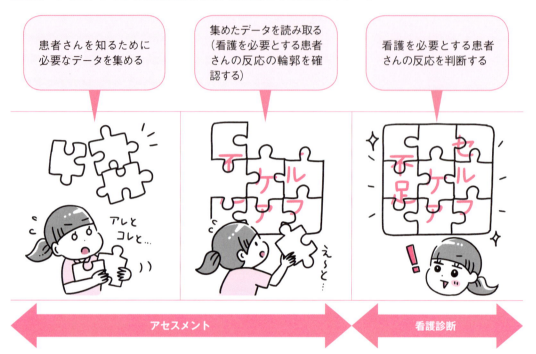

十分なデータをそろえてアセスメントができると、「患者さんが看護を必要とする反応はこれ」だと判断するのと同時に、その場合こういう看護が必要になりそうだという見当もつきます。

Step2 看護診断（問題の明確化）から看護計画立案まで

アセスメントによって患者さんを知ることで、看護診断（看護問題）が明確になったら、**明確になった看護診断（看護問題）を解決するための計画**を立てます（**図6**）。

「看護計画を立案する」という段階には、大きく分けると2種類のことが含まれます。1つは、**期待される成果（看護目標）を明確にすること**、もう1つは、**期待される成果を得るために具体的に何をするのかを検討すること**です。

期待される成果も、具体的な看護介入の内容も、自分の頭のなかからひねり出すものではなく、アセスメントの結果を使って導き出します。原則にのっとってアセスメントができると、アセスメントのなかに、期待される成果や具体的な看護介入を導き出すための答えが含まれているはずです。

■ 図6　看護診断（問題の明確化）から看護計画立案まで

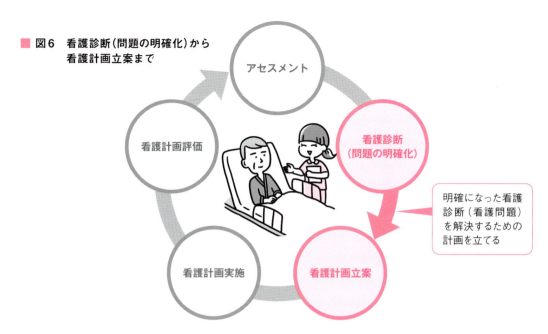

明確になった看護診断（看護問題）を解決するための計画を立てる

Step3 看護計画立案から看護計画実施まで

　看護計画実施の段階では、アセスメントによって患者さんを知ることで明らかになった看護診断（看護問題）を解決するために立てた計画を実行します。看護計画では「期待される成果」というゴールを設定します。看護計画を実施する際には、**期待される成果というゴールにたどり着くような看護介入ができているかどうか**、実施するたびに効果を判断し、**必要であれば看護計画の追加や変更をする**、ということを繰り返します（**図7**）。

■ 図7　看護計画立案から看護計画実施まで

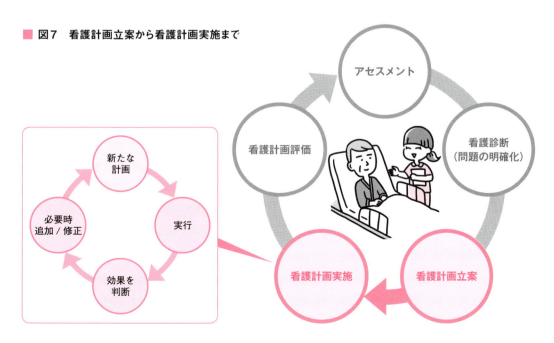

Step4
看護計画実施から看護計画評価まで

　看護計画評価の段階では、アセスメントによって患者さんを知ることで明らかになった看護診断（看護問題）を解決するために立てた計画を評価します。
　看護計画を評価するというのは、期待される成果を得るための計画として妥当であったかどうかを判断するということです。**看護計画実施の段階で行った「繰り返しの実施にもとづく、効果の判断」の総和**がこれにあたります（図8）。

■ 図8　看護計画実施から看護計画評価まで

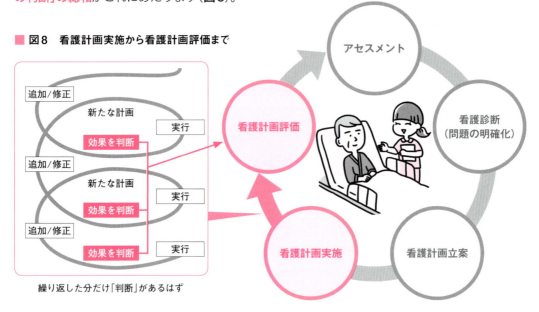

繰り返した分だけ「判断」があるはず

　期待される成果をめざして、いろんな看護介入をしてきたけれど、これまで実施した看護計画は、期待される成果を得るための看護計画として妥当だったんだろうか、ということを評価します。看護計画実施の段階で毎回の看護介入に対して効果を判断するのに対して、第5段階では、**すべての看護介入を含む看護計画全体としての妥当性**を評価します。

**看護過程
おさらいの
まとめ**

　看護過程の特徴は、各段階が相互に重なり合っているという点です。これは、看護過程を構成するそれぞれの段階が、独立して存在するものではないことを意味しています。P.18図1を見ると、どのような順番で何を行うのかを示しているように見えますが、**看護過程のポイントは「重なり」です。**
　アセスメントからはじまる看護過程は、アセスメントした内容をもとに看護診断（問題の明確化）をし、アセスメントをもとにした看護診断（看護問題）に対して看護計画を立てます。ついで、看護診断（看護問題）を解決するために立てた看護計画を実行し、実行した看護計画を評価します。このように**途切れないようにプロセスを踏むことで、看護実践を系統的・計画的に"看護師らしく考える"ことができる**というわけです。

Part 3

実習記録用紙ごとの書き方の基本とポイント

Part2で、実習記録を書く前におさえておきたい看護過程の知識についておさらいしました。
ここからは、いよいよ実際に、実習記録用紙ごとに、「実習記録を書くプロセス」を確認していきます。

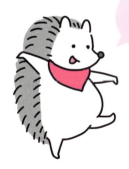

大きく4つの用紙に分けて解説します！

Part3の CONTENTS

アセスメント〜看護診断（問題の明確化）…… P.31
看護計画立案 …… P.57
看護計画実施（SOAPの書き方）…… P.73
行動目標・行動計画立案 …… P.93

Part3で扱う看護過程の記録について

　本書は、各記録用紙に「書くべきことを書く」ことができるようになることをめざして、「書く」ということに焦点を当てることを心がけました。はじめてひとりで記録用紙に書くという方に向けて、1つの記録が完成するまでのプロセスについて、細かなステップを省くことなく確認できるよう、少ない情報でまとめた紙上患者事例に対し看護過程を展開します。

　アセスメントの解説では、「ゴードンの機能的健康パターン」による枠組みを使います。11パターンのうちの＜活動・運動パターン＞を取り上げ、アセスメントをしています。アセスメントの結果からは、さらに、排泄セルフケア不足という、1つの看護診断（看護問題）にしぼって、看護計画を立てます。看護計画を立てた後は、看護計画を実施しますが、看護計画の実施に関しても、看護計画を実施する際、直接患者さんにどのようにかかわるとよいのか、どのように看護計画を実行するのか、ということのなかでも「書く」ことに関連の深い部分を優先して解説しています。そして、最後に、看護計画を実施した後、実施した看護介入の効果を判断するための記録を扱います。本書ではSOAP形式を取り上げます。

　看護過程の展開に関係する記録のうち、本書で扱っているのは、次の3つです。

- アセスメント～看護診断(問題の明確化)
- 看護計画立案
- 看護計画実施(経過記録：SOAP形式)

　本書では、ゴードンの機能的健康パターンを使ってアセスメントすることを基盤に、看護過程を展開する、および書くという基本のプロセスについて解説します(**表1**)。

　また、看護過程の展開自体の記録とは異なりますが、関連のある記録として、

- 行動目標・行動計画

も扱っていきます。

　なお、学内の課題の場合も、実習中の課題の場合も共通して、記録用紙に記述することを「実習記録を書く」と表現しています。

■ 表1　本書で扱う看護過程の記録

パターン	アセスメントの視点	看護診断例	経過記録
健康知覚・健康管理			
栄養・代謝			
排泄			
活動・運動	・循環・呼吸（活動）		
	・身体の一部を動かす		
	・セルフケア	・入浴セルフケア不足 ・更衣セルフケア不足 ・摂食セルフケア不足 ・排泄セルフケア不足	・SOAP形式
睡眠・休息			
認知・知覚			
自己知覚・自己概念			
役割・関係			
性・生殖			
コーピング・ストレス耐性			
価値・信念			

Part3 では マーカー部の記録と 行動目標・行動計画について 取り上げます

Part3　実習記録用紙ごとの書き方の基本とポイント

■ 表2 Part3で取り上げる看護過程の展開＋記録を書くプロセスの一覧

アセスメント〜看護診断（問題の明確化）

プロセス 1
情報の収集 ⇔ 情報の読み取り
1. どのような情報が必要なのかを確認する
2. 必要な情報を集める
3. 集めた情報を読み取る
4. 読み取った結果から結論を出す

プロセス 2
原因の究明
1. アセスメントの結論を再確認する
2. 原因を探る
3. 確認できた原因とアセスメントの結論を書く

プロセス 3
看護診断（問題の明確化）
1. 候補の看護診断の診断指標、関連因子（または危険因子）と照合して看護診断を確定する
2. 看護診断を所定の方法で構成する
3. 2を所定の欄に書く

P.31へ ➡

看護計画立案

プロセス 1
期待される成果を明確にする
1. 看護診断から、診断指標、関連因子（危険因子）、を確認する
2. 看護診断から期待される成果の骨組みをつくる
3. 期待される成果を具体的にする
4. 期待される成果を記録用紙に書く

プロセス 2
期待される成果を得るための計画（看護介入）を立てる
1. 期待される成果を確認する
2. 成果を得るために具体的に何をするのかを検討する
3. 必要な場合、看護計画の内容を具体的にする
4. 看護計画の内容を記録用紙に書く

P.57へ ➡

看護計画実施（SOAPの書き方）

プロセス **1**

看護計画の内容を確認する（実施の準備をする）

1. 「看護診断」「期待される成果」「実施する看護介入」を確認する
2. 観察の準備をする

プロセス **2**

看護介入を実施する

1. 看護計画にもとづいて、必要な看護介入（観察を忘れずに）を実施する
2. 実施後、患者の発言、観察したこと、および感じたことや気づきなどをメモする

プロセス **3**

看護介入を実施した結果を記録する（SOAPで書く）

1. 看護介入を実施した後に記入したメモを用意する
2. 期待される結果を再確認する
3. メモを整理する
4. S情報、O情報をもとに、看護介入の効果を判断する
5. SOAPの記録用紙に書く
6. 看護計画の追加・修正がある場合は、看護計画を追加・修正する

P.73へ

行動目標・行動計画

プロセス **1**

行動目標を立案する

1. 実習計画表（実習予定表）で翌日の予定を確認する
2. 行動目標の基本形を確認する
3. 行動目標を具体的にする
4. 具体的にした行動目標を記録用紙に書く

プロセス **2**

行動計画を立案する

1. 受け持ち患者さんの日課を確認・記入する
2. 実習計画表で翌日の予定を確認・記入する
3. 自分の活動予定を記入する
4. 具体的な内容・方法を補足する
5. スケジュールを調整する

P.93へ

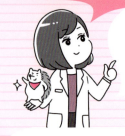

お役立ちColumn

関連図が書けるようになるコツ

　関連図が書けるようになるための一番の近道は、**関連図を読めるようになること**です。

　教科書や参考書にのっている関連図を「読める」ということは、結局のところ何が言いたいのか、図の意図を読み取ることができるということです。

　見本となる関連図を見ても、それを参考にして関連図が書ける人と書けない人がいます。その違いは何かというと、関連図を読めるかどうかなのです。書ける人は、関連図の一つひとつのパーツを細かく見ていません。どんな流れで、**どんな結論になっているのか**、までをひとくくりにして見ています。

関連図はアセスメントの図式化

　最初にお伝えしておくと、関連図が書けないと看護師になれないのか、答えはノーです。実際に、看護師になってから関連図を書く機会はほとんどありません。

　それでも、関連図を書くのはなぜか。限られた経験や感覚だけで物事を判断しない、いわゆる**裏づけをもって判断できる力をつける**ためです。

　関連図というのは、文字のとおり関連を示す図です。1つひとつのパーツを矢印でつなげますが、**矢印の前後は原因と結果の関係**になっています。そして、矢印の最後は看護診断（看護問題）です。これが原因でこうなって、さらにそれが原因でこうなって、の先に「だから、このような看護が必要な現象が起こっています」という結論があるわけです。

　つまり、関連図というのは、**アセスメント**を図にしたものなのです。

図にすることで全体を把握できる

　ここで、なぜ文章ではなく図にする必要があるのかという疑問がわくわけですが、図にすることで、患者さんの「部分」ではなく、**「全体」を把握しやすくなる**のです。

　例えば、ゴードンの機能的健康パターンを使う場合、最初にパターンごとにアセスメントをしていきます。すると、パターンごとに結論が出ます。〈栄養・代謝パターン〉が、〈排泄パターン〉に影響しているかどうかは、アセスメントの文章全部を読まないことにはわかりません。

　図の場合、〈栄養・代謝パターン〉のアセスメントの結論から、〈排泄パターン〉のアセスメントの結論までを矢印でつなげば、この2つのパターンに関係があることがひとめでわかります。さらに、矢印の向きによって、どちらが原因でどちらが結果なのかもわかります。ということは、どちらを先に解決すればよいのかも必然的に決まるということです。

　アセスメントを図にするのは、**看護診断（看護問題）が明らかになる**、さらにはそれらの看護診断（看護問題）のうち、**どれを優先的に解決すればいいのかがわかる**という利点があるからです。

　このようなしくみを理解したうえで、関連図をたくさん読んでみてください。関連図を読み取ることが、関連図が書けるようになるための第一歩です。

Part 3

実習記録用紙ごとの
書き方の基本とポイント

アセスメント〜看護診断（問題の明確化）

ここでは、まずアセスメントから看護診断（問題の明確化）までの
看護過程の展開と記録の書き方についてプロセスに沿って解説していきます。

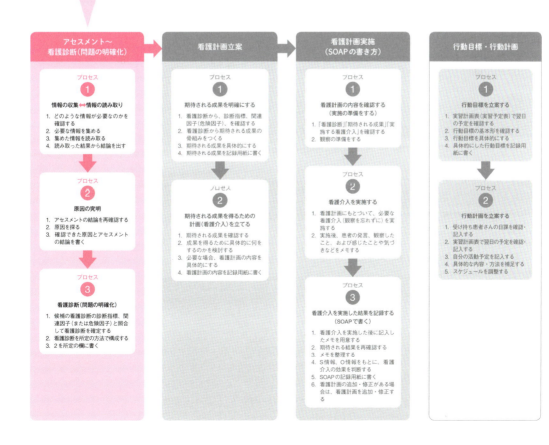

アセスメントから看護診断(問題の明確化)とは

　看護診断(問題の明確化)が**看護診断(看護問題)を明らかにすること**であるのに対して、アセスメントの目的は**看護診断(看護問題)の輪郭を把握すること**です。看護診断(看護問題)を明らかにするために、アセスメントの段階では、情報収集と情報の読み取りを繰り返し、情報を読み取った結果をもとに看護診断(看護問題)の候補をあげます。

　看護過程において、アセスメントと看護診断(問題の明確化)は別々の段階ですが、実習記録としては同じ1枚の用紙のなかに、いっしょに並んでいることが一般的です(**表1**)。

■ **表1　アセスメントから看護診断までの関係**

	情報(1)	解釈・分析(2)	看護診断(問題の明確化)(3)
パターン			

> アセスメントから看護診断までは1枚の用紙になっていることが多いです。一連の流れや"重なり"を把握しやすいためです

　一般的な書式がこのような形になっているのは、アセスメントから看護診断までの一連の流れ、およびアセスメントと看護診断の「重なり」を把握しやすくするためです。重なりは、看護過程という思考プロセスを使ううえでのカギでしたね。重なりを把握しやすいということは、**アセスメントから看護診断するまでにおいてのずれを予防しやすい、ずれに気づきやすい**ということです。ずれというのは、次のような関係が保てないときに生じます。

　3つの項目の関係について確認しましょう。ゴードンの「機能的健康パターン」の＜栄養・代謝パターン＞を例にあげると、栄養・代謝にまつわる情報があります**(1)**➡これらの情報をこのように解釈・分析しました**(2)**➡情報をこのように解釈・分析した結果、看護診断(看護問題)はこれだと判断しました**(3)**、という関係になります。**(1)**、**(2)**、**(3)** が重なっていることに気づいたでしょうか。この重なりがないときに、「ずれる」ということが起こります。

> **言葉の説明**
> 「データ(data)=事実」を看護師の知識を使って「情報(information)」に転換する、というように、「データ」という言葉と「情報」という言葉を使い分けて、「情報収集」ではなく「データ収集」という場合があります。本書では、慣習的に「情報収集」といっていることが多いため、「事実」のことを「情報」という言葉で扱うことにします。

アセスメントから看護診断（問題の明確化）までのプロセス

アセスメントから看護診断（問題の明確化）までのプロセスは、大きく3つのかたまりに分けることができます（**表2**）。

■ 表2　アセスメントから看護診断（問題の明確化）までの3つのプロセスと目的・概要

プロセス	① 情報の収集⇔情報の読み取り	② 原因の究明	③ 看護診断（問題の明確化）
目的	看護診断（看護問題）の輪郭を確認する	介入の見当をつける	看護診断（看護問題）を確定する
プロセスの概要	1. どのような情報が必要なのかを確認する 2. 必要な情報を集める 3. 集めた情報を読み取る 4. 読み取った結果から結論を出す	1. アセスメントの結論を再確認する 2. 原因を探る 3. 確認できた原因とアセスメントの結論を書く	1. 候補の看護診断の診断指標、関連因子（または危険因子）と照合して看護診断を確定する 2. 看護診断を所定の方法で構成する 3. 2を所定の欄に書く

表3は、アセスメントの一例です。これらは、アセスメントの記録用紙に書く内容にあたりますが、「アセスメントした結果」を組み立てたものであって、記録用紙を目の前にして、さて書くぞと決心した後、いきなり一行目を思いつくものではありません。記録用紙に書くべきことを書けるようになるためには、アセスメントのできあがりをまねするのではなく、**このようなできあがりになるために「何をするのか」プロセスをまねること**がカギになります。そのための第一歩が、**情報の収集**と**情報の読み取り**です。

■ 表3　アセスメントの一例

＜活動・運動パターン＞

①情報の読み取り

　患側に注意して移動ができている。また、患側である左手を使うことに意欲的である。
　しかし、発症前のように、利き手を使えない。利き手ではない側を使う動作に不便を感じている。
　また、発症前はできていた排泄時のズボン着衣が、今は自力でできない。排泄後、足に力が入らず、立ち上がりに時間がかかる。健側を効果的に活用した排泄行為ができていないといえる。
　これらのことから、排泄行為が自立していない状態であると考える。

②原因の究明

　このような状態になっている原因として、以下のことがあげられる。
- 脳梗塞の後遺症による右片麻痺があること。
- 安静による体力・筋力の低下があること。
- 転倒するかもしれないという不安があること。

プロセス① 情報の収集⇔情報の読み取り

「①情報の収集⇔情報の読み取り」のプロセスの概要は次の4つです（**P.33 表2-①**）。

1. どのような情報が必要なのかを確認する
2. 必要な情報を集める
3. 集めた情報を読み取る
4. 読み取った結果から結論を出す

ここでは、〈活動・運動パターン〉をアセスメントする場合を例にあげます。

1 どのような情報が必要なのかを確認する

〈活動・運動パターン〉をアセスメントするのに必要な情報は何かを確認します。具体的には次の2つの方法があるでしょう。

1）記録用紙を使う

学校によっては、アセスメントを書く記録用紙に、把握しておくとよい一般的な情報についての項目がすでに示されていることがあります。その場合は、記録用紙にある項目を参考にするとよいでしょう（**表4**）。

2）教科書・参考書を使う

ゴードンの機能的健康パターンについて解説している教科書や参考書を使って、〈活動・運動パターン〉をアセスメントするために必要な情報を確認します。『ゴードン博士の看護診断アセスメント指針　よくわかる機能的健康パターン』（マージョリー・ゴードン著、江川隆子監訳、照林社）などがあります。

2 必要な情報を集める

「1. どのような情報が必要なのかを確認する」で確認した項目を頼りに、紙上事例の場合は事例を読みながら、〈活動・運動パターン〉を**アセスメントするのに必要な情報を抜き出します**。抜き出した情報は、情報を記録する欄に書き込みます。実習の場合は、アセスメントするのに必要な情報をカルテや患者さんから収集し、情報を記録する欄に書き込みます。

情報を記入するときに注意しなければいけないのは、**「事実と解釈」を混同しないこと**です。事実と解釈の違いは、**看護者の考えや思いが含まれているかどうか**です。事実には、看護者の考えや思いなどは含まれません。

■ 表4　アセスメント記録用紙の一例

氏名　　　　　　　実習記録・様式2

〈活動・運動パターン〉

項目	情報	解釈・分析	看護診断(問題の明確化)
〈看護歴〉 ● 望ましい/必要な活動のための体力は十分か＿＿＿＿＿＿＿＿＿＿ ● 運動パターン、タイプ、規則性 ● 余暇活動＿＿＿＿ ● 患者が知覚する能力 　ADLの状況 　食事：＿整容：＿入浴：＿排泄：＿ 〈観察・フィジカルアセスメント〉 ● 実際に示されたADLの状況 　食事：＿整容：＿入浴：＿排泄：＿ ● 歩行、姿勢、欠損身体部分 ＿＿＿＿＿＿＿＿＿＿＿＿＿＿＿ ● 関節可動域、筋肉の引き締まり ＿＿＿＿＿＿＿＿＿＿＿＿＿＿＿ ● 握力 ● 脈拍 　(数：＿＿リズム：＿＿強さ：＿＿) ● 呼吸 　(数：＿＿リズム：＿＿強さ：＿＿) ● 血圧 ● 全般的外見(整容、衛生、活動力レベル) ● その他関連情報			

> 記録用紙にどんな情報を収集するかすでに項目が示されている場合はそれを参考にしよう

「午前中に5回、明日の検査についての質問があった」

というのは「事実」です。その事実に対して、

「検査に対する不安の表れだ」

というのは看護者が考えたことですので、これは「解釈」になります。

　紙上患者事例で看護過程を展開しているとき、一般的には事例を紹介している資料には、情報(事実)が記載されています。このような経緯で入院に至り、入院時のバイタルサインはいくつで、入院時には患者はこのような発言をされていて、入院後、どのような治療を行い、現在どのようなADL(日常生活動作)の状況なのか、といった具合に、情報が情報のまま記載されています。

　そのため、まずは文字どおり「抜き出す」。抜き出したままの状態で、記録用紙に記入します。ここには、あなたの考えは含まれませんので、情報を確認でき次第、どんどん記入をはじめましょう。

　P.36 表5に【紙上患者の情報】をもとに〈活動・運動パターン〉にまつわる情報記入の一例をまとめました。

紙上患者の情報

脳梗塞（A氏・72歳・男性）

発症直後には、言語障害、右空間無視などが見られたが、いずれも回復している。現在は、後遺症として右片麻痺を認めており、薬物療法と、リハビリテーションを継続している。3日前から歩行訓練が始まっている。「利き手が使えないのは不便ですけど、リハビリの先生に助けてもらいながら、うまく左手を使えるように練習しています」と笑顔で話す。

「ご飯とか着替えは何とかできます。トイレだけ、ズボンがね、上げ下げができないんですよね。倒れてしまいそうで不安です」「足に力を入れて踏んばれなくなりました」

食事：セッティングをした後、自力で摂取できる。
整容：自力で可能。清潔で整っている。

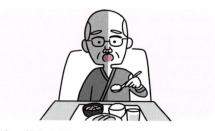

更衣：部分介助。
シャワー浴：左上肢、両下腿、背部の洗浄を介助する。物品の準備や椅子の配置などは患者とともに行う。
排泄：排泄時のズボンの着脱に介助が必要。足に力が入らず、排泄後の立ち上がりに時間がかかる。

右片麻痺がある。移動する際には、健側で右上肢を支持している（利き手：右手）。

血圧：110～120/60～70mmHg、**脈拍**：70～80回/分（規則的）、**呼吸**：18～20回/分（規則的）。

■ 表5 情報記入の一例

〈活動・運動パターン〉

項目	情報	解釈・分析	看護診断
〈看護歴〉 ● 望ましい/必要な活動のための体力は十分か ● 運動パターン、タイプ、規則性 ● 余暇活動 ● 患者が知覚する能力ADLの状況 〈観察・フィジカルアセスメント〉 ● 実際に示されたADLの状況 ● 歩行、姿勢、欠損身体部分 ● 関節可動域、筋肉の引き締まり ● 握力 ● 脈拍（数、リズム、強さ） ● 呼吸（数、リズム、強さ） ● 血圧 ● 全般的外見（整容、衛生、活動力レベル）	●「利き手が使えないのが不便ですけど、うまく左手を使えるように練習しています」 ●「ご飯とか着替えは何とかできます。トイレだけ、ズボンがね、上げ下げができないんですよね。倒れてしまいそうで不安です」 ●「足に力を入れて踏んばれなくなりました」 摂食：セッティングのみ介助　／　整容：自力で可能　更衣：部分介助 シャワー浴：左上肢、両下腿、背部の洗浄を介助。物品の準備、椅子の配置などは患者とともに行う　／　排泄：排泄時の着脱に介助が必要。足に力が入らず、排泄後の立ち上がりに時間がかかる ● 右片麻痺あり。移動する際には、健側で右上肢を支持している（利き手：右） ● 3日前から歩行訓練が始まっている ● 脈拍：70～80回/分（規則的） ● 呼吸：18～20回/分（規則的） ● 血圧：110～120/60～70mmHg ● 身だしなみは整っている		

「情報欄」には情報（事実）を記載するので、紙上事例の場合は、必要な情報をそのまま抜き出すことがポイントです

3　集めた情報を読み取る

集めた情報を読み取るプロセスには、次の４つがあります。

1）何についてアセスメントするのかを確認する
2）集めた情報を読み取る
3）看護を必要とする現象（看護診断・看護問題）が浮かび上がってきたら、そう言い切れるのかを確認して、必要な場合は補足情報を集める
4）情報を追加した場合、追加した情報を読み取る

これに則って集めた情報をどう読み取るか、解説していきます。

1）何についてアセスメントするのかを確認する

情報の読み取りを始める前に、**何についてアセスメントするのかについて確認**します。

〈活動・運動パターン〉をアセスメントするために必要な情報を集めましたので、これらの情報を使って〈活動・運動パターン〉のアセスメントをしていきます。ただし、「〈活動・運動パターン〉をアセスメントする」とは、いったい何をどうすることなのかを理解していないと、せっかく情報を集めたものの、この情報をどうしたらいいのかわからないということが起こりかねません。

「〈活動・運動パターン〉をアセスメントする」とは、情報をもとに、〈活動・運動パターン〉において、**看護を必要とする現象が起こっていないか、起こる可能性がないかどうかを見きわめる**、ということです。そのことを判断するために、集めた情報を読み取ります。

〈活動・運動パターン〉における「看護を必要とする現象（看護診断・看護問題）」には、おもに身体の一部を動かすという運動機能に関すること、セルフケア活動に関すること、循環・呼吸機能に関することなどが含まれます（**P.27 表1**）。

〈活動・運動パターン〉をアセスメントするために集めた情報は、「**身体の一部を動かすという運動に関して、看護を必要とする現象は見られないか、そのような現象が生じる可能性はないか**」「**セルフケア活動に関して、看護を必要とする現象は見られないか、そのような現象が生じる可能性はないか**」「**循環・呼吸機能が影響して、看護を必要とする現象が起こっていないか、そのような現象が生じる可能性はないか**」を判断するための情報になっているはずです。

2）集めた情報を読み取る

〈活動・運動パターン〉をアセスメントするための情報を、**「基準となるもの」と比較して、情報の意味を読み取ります**。

「基準となるもの」というのは、わかりやすいものでいうと、**バイタルサインや血液検査の結果などの基準値**です。基準値と、患者さんのバイタルサインや、血液検査の結果を比較して、基

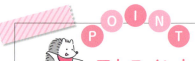

POINT アセスメントの視点は自分で考えなくていい

「何についてアセスメントするのか」について示したものを、本書では「**アセスメントの視点**」と呼ぶことにします。

アセスメントの視点は、あなた自身で考えてつくるものではなく、すでに決まっているものです。前述のとおり、学校によっては、アセスメントの視点を、パターンごとに確認できるような資料にして配布されることもあります。資料として配布されない場合も、ゴードンの機能的健康パターンについて解説されている教科書や参考書で確認できます。本書では、『ゴードン博士の看護診断アセスメント指針 よくわかる機能的健康パターン』（マージョリー・ゴードン著、江川隆子監訳、照林社）を参考にしました。

準値内かどうかを判断できます。バイタルサインや血液検査のように数字で確認できないものの場合、平均や標準、一般との比較、生活習慣、発症前後、入院前後、治療前後などを基準にして比較をします。

それぞれの情報を読み取った結果は、まずは記録用紙とは別の用紙に控えておくとよいでしょう。下書き用で、提出するわけでも、誰に見られるわけでもありませんので、自由に情報を読み取っていきましょう。

今回は、次のように読み取りました（表6）。

3) 看護を必要とする現象（看護診断・看護問題）が浮かび上がってきたら、そう言い切れるのかを確認して、必要な場合は補足情報を集める

必要な場合は、補足情報を集めます。

それぞれの情報に対して、読み取りをしていくと、
「これって、栄養が足りてないってことかな」
「これって、セルフケアできていないってことかな」
「便が硬いって、便秘ってことかもなぁ」
という具合に、看護診断（看護問題）の候補が浮かんでくることがあります。

例をあげて確認してみましょう。「便が硬いって、便秘ってことかもなぁ」と、「便秘」という看護診断（看護問題）が候補として浮かんだとします。ただし、これだけの情報では便秘であると言い切れないとき、「どれくらいの頻度で排便しているんだろう。自覚症状はあるのかな」など、便秘かどうかを判断しやすくするための補足情報を、追加で集めます。

■ 表6　情報の読み取りの一例

〈活動・運動パターン〉
- 身体の一部を動かすという運動に関して、看護を必要とする現象は見られないか
- セルフケア活動に関して、看護を必要とする現象は見られないか
- 循環・呼吸機能が影響して、看護を必要とする現象が起こっていないか

項目	情報	読み取り
〈看護歴〉 ● 望ましい/必要な活動のための体力は十分か ● 運動パターン、タイプ、規則性 ● 余暇活動 ● 患者が知覚する能力 ADLの状況 〈観察・フィジカルアセスメント〉 ● 実際に示されたADLの状況 ● 歩行、姿勢、欠損身体部分 ● 関節可動域、筋肉の引き締まり ● 握力 ● 脈拍（数、リズム、強さ） ● 呼吸（数、リズム、強さ） ● 血圧 ● 全般的外見（整容、衛生、活動力レベル）	●「利き手が使えないのが不便ですけど、うまく左手を使えるように練習しています」 ●「ご飯とか着替えは何とかできます。トイレだけ、ズボンがね、上げ下げができないんですよね。倒れてしまいそうで不安です」 ●「足に力を入れて踏んばれなくなりました」 摂食：セッティングのみ介助／整容：自力で可能　更衣：部分介助 シャワー浴：左上肢、両下腿、背部の洗浄を介助。物品の準備、椅子の配置などは患者とともに行う 排泄：排泄時の着脱に介助が必要。足に力が入らず、排泄後の立ち上がりに時間がかかる ● 右片麻痺あり。移動する際には、健側で右上肢を支持している（利き手：右） ● 3日前から歩行訓練が始まっている ● 脈拍：70〜80回/分（規則的） ● 呼吸：18〜20回/分（規則的） ● 血圧：110〜120/60〜70mmHg ● 身だしなみは整っている	● 発症前のように、利き手を使えない。利き手でない方を使う動作に不便を感じているが、左手を使うことに意欲的である ● 摂食、整容、更衣動作はほぼ自立している ● シャワー浴は、安定した座位を保持できると、届く範囲は自力で洗浄できる ● 発症前はできていた排泄時のズボンの着脱が、現在は、麻痺があるため自力でできない。また、転倒するかもしれないという不安が理由で、自力でズボンの着脱ができない。排泄後、足に力が入らず、立ち上がりに時間がかかる。麻痺があること、足に力が入らないなどの筋力の低下などが影響している可能性がある ● 右片麻痺があるが、注意して移動できている ● 脈拍、血圧、呼吸基準値内 ● 身だしなみ問題なし

便宜上、情報を整理した記録用紙上に、情報を読み取った内容を記入する形にしていますが、現段階では読み取りの部分は下書き用です。まだ清書の内容ではありませんので、提出する記録用紙とは別の用紙に書き出していくとよいでしょう

4) 情報を追加した場合、追加した情報を読み取る

情報を追加した場合、**追加した情報に対して、新たに読み取りをします。**

　これを繰り返していくと、集めた情報に対する、読み取りの一覧ができあがります。読み取りの欄（**表6**）には、「集めた情報と【基準】との比較の結果」が示されています。この結果をもとに、**次に情報を読み取った結論を出します。**

4 読み取った結果から結論を出す

結論を出すプロセスには次の3つがあります。

> 1) アセスメントの視点を再確認する
> 2) アセスメントの視点と読み取りの結果を照らし合わせる
> 3) アセスメントの視点にもとづいて、結論を出す

これに則って読み取りからどうやって結論を出すか、解説していきます。

1) アセスメントの視点を再確認する

何についてアセスメントするのかについて、アセスメントの視点を再確認します（**表7**）。

■ 表7 〈活動・運動パターン〉のアセスメントの視点

- 身体の一部を動かすという運動に関して、看護を必要とする現象は見られないか、そのような現象が生じる可能性はないか
- セルフケア活動に関して、看護を必要とする現象は見られないか、そのような現象が生じる可能性はないか
- 循環・呼吸機能が影響して、看護を必要とする現象が起こっていないか、そのような現象が生じる可能性はないか

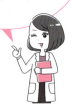

「3. 集めた情報を読み取る」の「1) 何についてアセスメントするのかを確認する」(P.37)をここで再確認します

2) アセスメントの視点と読み取りの結果を照らし合わせる

それぞれの「読み取りの結果」を、「アセスメントの視点」と照らし合わせ、関連のあるものどうしをアセスメントの視点に沿って整理します。

読み取った結果ごとに、どのアセスメントの視点に関連するものかを見きわめ、該当するアセスメントの視点に振り分けます。1つの読み取り結果が、2つ以上の異なるアセスメントの視点に振り分けられることもあります（**表8**）。

3) アセスメントの視点にもとづいて、結論を出す

読み取りの結果の振り分けをもとに、アセスメントの視点にもとづいて結論を出します（**P.42 表9・表10**）。

〈活動・運動パターン〉

> ● 身体の一部を動かすという運動に関して、看護を必要とする現象は見られないか、そのような現象が生じる可能性はないか

結論：見られる

■ 表8 情報を読み取った結果とアセスメントの視点を照合する

〈活動・運動パターン〉
- 身体の一部を動かすという運動に関して、看護を必要とする現象は見られないか
- セルフケア活動に関して、看護を必要とする現象は見られないか
- 循環・呼吸機能が影響して、看護を必要とする現象が起こっていないか

項目	情報	読み取り
〈看護歴〉 ● 望ましい/必要な活動のための体力は十分か ● 運動パターン、タイプ、規則性 ● 余暇活動 ● 患者が知覚する能力 ADLの状況 〈観察・フィジカルアセスメント〉 ● 実際に示されたADLの状況 ● 歩行、姿勢、欠損身体部分 ● 関節可動域、筋肉の引き締まり ● 握力 ● 脈拍(数、リズム、強さ) ● 呼吸(数、リズム、強さ) ● 血圧 ● 全般的外見(整容、衛生、活動力レベル)	●「利き手が使えないのが不便ですけど、うまく左手を使えるように練習しています」 ●「ご飯とか着替えは何とかできます。トイレだけ、ズボンがね、上げ下げができないんですよね。倒れてしまいそうで不安です」 ●「足に力を入れて踏んばれなくなりました」 摂食：セッティングのみ介助／整容：自力で可能／更衣：部分介助 シャワー浴：左上肢、両下腿、背部の洗浄を介助。物品の準備、椅子の配置などは患者とともに行う／排泄：排泄時の着脱に介助が必要。足に力が入らず、排泄後の立ち上がりに時間がかかる ● 右片麻痺あり。移動する際には、健側で右上肢を支持している(利き手：右) ● 3日前から歩行訓練が始まっている ● 脈拍：70〜80回/分(規則的) ● 呼吸：18〜20回/分(規則的) ● 血圧：110〜120/60〜70mmHg ● 身だしなみは整っている	● 発症前のように、利き手を使えない。利き手でない方を使う動作に不便を感じているが、左手を使うことに意欲的である ● 摂食、整容、更衣動作はほぼ自立している ● シャワー浴は、安定した座位を保持できると、届く範囲は自力で洗浄できる ● 発症前はできていた排泄時のズボンの着脱が、現在は、麻痺があるため自力でできない。また、転倒するかもしれないという不安が理由で、自力でズボンの着脱ができない。排泄後、足に力が入らず、立ち上がりに時間がかかる。麻痺があること、足に力が入らないなどの筋力の低下などが影響している可能性がある ● 右片麻痺があるが、注意して移動できている ● 脈拍、血圧、呼吸基準値内 ● 身だしなみ問題なし

● セルフケア活動に関して、看護を必要とする現象は見られないか、
　そのような現象が生じる可能性はないか

結論：見られる

● 循環・呼吸機能が影響して、看護を必要とする現象が起こっていないか、
　そのような現象が生じる可能性はないか

結論：現在のところ当てはまるものはない

■ 表9 アセスメントの視点ごとに読み取りの結果を整理する

身体の一部を動かす	セルフケア活動	循環・呼吸機能の影響
●発症前のように、利き手を使えない。利き手でない方を使う動作に不便を感じているが、左手を使うことに意欲的である ●右片麻痺があるが、注意して移動できている	●発症前のように、利き手を使えない。利き手でない方を使う動作に不便を感じているが、左手を使うことに意欲的である ●摂食、整容、更衣動作はほぼ自立している ●シャワー浴は、安定した座位を保持できると、届く範囲は自力で洗浄できる ●発症前はできていた排泄時のズボン着脱が、現在は、麻痺があるため自力でできない。また、転倒するかもしれないという不安が理由で、自力でズボンの着脱ができない。排泄後、足に力が入らず、立ち上がりに時間がかかる。麻痺があること、足に力が入らないなどの筋力の低下などが影響している可能性がある ●右片麻痺があるが、注意して移動できている ●身だしなみ問題なし	●脈拍、血圧、呼吸基準値内

アセスメントの視点ごとに、整理したものが表9です

■ 表10 読み取りの結果から導き出した結論の一例

身体の一部を動かす	セルフケア活動	循環・呼吸機能の影響
●発症前のように、利き手を使えない。利き手でない方を使う動作に不便を感じているが、左手を使うことに意欲的である。 ●右片麻痺があるが、注意して移動できている。 ●候補：身体可動性障害	●発症前のように、利き手を使えない。利き手でない方を使う動作に不便を感じているが、左手を使うことに意欲的である ●摂食、整容、更衣動作はほぼ自立している ●シャワー浴は、安定した座位を保持できると、届く範囲は自力で洗浄できる ●発症前はできていた排泄時のズボンの着脱が、現在は、麻痺があるため自力でできない。また、転倒するかもしれないという不安が理由で、自力でズボンの着脱ができない。排泄後、足に力が入らず、立ち上がりに時間がかかる。麻痺があること、足に力が入らないなどの筋力の低下などが影響している可能性がある ●右片麻痺があるが、注意して移動できている ●身だしなみ問題なし ●候補：排泄セルフケア不足、入浴セルフケア不足	●脈拍、血圧、呼吸基準値内

結論として、ここでは推定される看護診断（看護問題）の候補をあげています

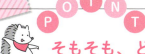

そもそも、どういうことが看護診断（看護問題）になりうるのか、そこがよくわからないという場合

既存の看護診断（看護問題）を参考にするとよいでしょう。

ゴードンの場合、『ゴードン博士の看護診断アセスメント指針　よくわかる機能的健康パターン』（マージョリー・ゴードン著、江川隆子監訳、照林社）では、機能的健康パターン別に、そのパターンで扱う看護診断について解説されています。

ヘンダーソン看護論の場合、『看護過程を使ったヘンダーソン看護論の実践』（秋葉公子 他著、ヌーヴェルヒロカワ）の巻末に、基本的欲求ごとの看護問題が整理されています。

このカテゴリーにおいては、これらのことが、看護診断（看護問題）になりうるということがわかると、患者さんの場合の看護診断（看護問題）をイメージしやすくなります。

ここまで終えた段階で、アセスメントの結論が、該当するパターンにおいて**看護介入の必要がない**という判断になった場合は、P.46の「プロセス②　原因の究明」の「3. 確認できた原因とアセスメントの結論を書く」へ。
アセスメントの結論が、**看護介入の必要がある**という判断になった場合は、このまま次項の「プロセス②　原因の究明」に進みます。

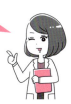

プロセス②　原因の究明

「②原因の究明」のプロセスの概要は次の3つです（**P.33表2-②**）。

1. アセスメントの結論を再確認する
2. 原因を探る
3. 確認できた原因とアセスメントの結論を書く

ここでは、原因の究明＋書くプロセスについて、引き続き〈活動・運動パターン〉をアセスメントする場合を例に解説します。

1　アセスメントの結論を再確認する

集めた情報を読み取った結論、つまり看護診断（看護問題）の候補を再確認します。

〈活動・運動パターン〉

●身体の一部を動かす
↓
候補：身体可動性障害

●セルフケア活動
↓
候補：排泄セルフケア不足、入浴セルフケア不足

2 原因を探る

　看護診断（看護問題）が示す、看護を必要とする現象について、**その現象が起こっている原因を探ります**。

　以下に、**原因を探るときの手がかり**をまとめました。

1) 疾患との関連
2) 治療との関連
3) 発達段階との関連
4) 心理状態、生活習慣などとの関連

　今回の事例においては、「排泄セルフケア不足」という現象が起こっている原因について探ります。

1) 疾患との関連

①【脳梗塞】について解説されている教科書や参考書を確認します。
②教科書や参考書を使って、何がどうなってどんな症状が出るのか、何がどうなってどんな合併症が生じるのかなど、病態について復習します。
③病態についての解説を読みながら、「排泄セルフケア不足」との関係がないかどうかを確認します。脳梗塞という病態が影響して、「排泄セルフケア不足」という状態が生じているのかどうかを確認するということです。具体的には、脳梗塞という病態が、排泄時ズボンを上げ下げできない、立ち上がりに時間がかかるなどの状態と関係しているかを確認します。
④関係があると判断した場合、何がどのように関係しているのかを書き出します。

2) 治療との関連

①同じ教科書・参考書のなかで、【脳梗塞の治療】について復習します。
②治療内容のうち、患者さんに当てはまる治療と、「排泄セルフケア不足」との関係がないかどうかを確認します。治療内容が影響して、「排泄セルフケア不足」という状態が生じているのかを確認するということです。具体的には、治療内容が、排泄時にズボンを上げ下げできない、立ち上がりに時間がかかるなどの状態と関係しているかを確認します。

③関係があると判断した場合、何がどのように関係しているのかを書き出します（**表11**）。

■ 表11　治療との関連の一例

- 持続点滴をしていることによる影響
- 薬の副作用による影響
- ギプスをしていることによる影響　など

3）発達段階との関連

①年齢を頼りに、該当する発達段階について解説されている教科書や参考書を確認します。今回の事例の場合は、【老年期】が当てはまります。
②教科書や参考書を使って、老年期には、何が影響して、どのようなことが起こりやすいのか、発達段階の特徴について復習します。
③発達段階の特徴についての解説を読みながら、「排泄セルフケア不足」との関係がないかどうかを確認します。老年期の場合、加齢に伴う変化が、「排泄セルフケア不足」という状態と関係しているのかを確認するということです。具体的には、加齢に伴う変化が、排泄時にズボンを上げ下げできない、立ち上がりに時間がかかるなどの状態と関係しているかを確認します。
④関係があると判断した場合、何がどのように関係しているのかを書き出します。

4）心理状態、生活習慣などとの関連

①患者さんやご家族といっしょに、心理状態や生活習慣などが、「排泄セルフケア不足」に影響していないかどうかを探ります。
②関係があると判断した場合、何がどのように関係しているのかを書き出します。

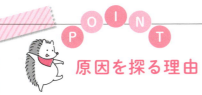

POINT　原因を探る理由

　原因を探る理由は、**効果的な看護介入を導き出すため**です。
　「あること」が影響して、看護診断（看護問題）が起こっているとき、看護診断（看護問題）に対して有効な看護介入とは、「あること」を減らしたり、取り除いたりすることです。原因を探るというのは、ここでいう「あること」が何かを探るということです。
　同じ病気でも、現れる症状は異なることがあります。同じ症状を認めていても、それによる反応は人によってさまざまです。また、結果として同じ現象であったとしても、その現象が生じている原因が違うとしたら、看護介入の内容は違ってくるはずです。患者さんに必要な看護を見きわめるためには、偏りなく、思い込むことなく、

可能な限り看護診断(看護問題)に関係している因子を把握することが重要です。

ここでいう「原因」とは、看護診断(看護問題)を引き起こしていると断定できるものということではなく、**影響している可能性のあるものすべて**を含みます(**図1**)。

■ 図1　原因と結果の関係

● 原因が増えると、原因によって生まれる結果は大きくなる

原因1 ＋ 原因2 ＋ 原因3 → 結果　➡　原因1 ＋ 原因2 ＋ 原因3 → 結果

● 原因が減ると、原因によって生まれる結果は小さくなる

原因1 ＋ 原因2 ＋ 原因3 → 結果　➡　原因1 ＋ 原因2 ＋ 原因3 → 結果

● 原因がなくなれば、原因によって生まれる結果はなくなる

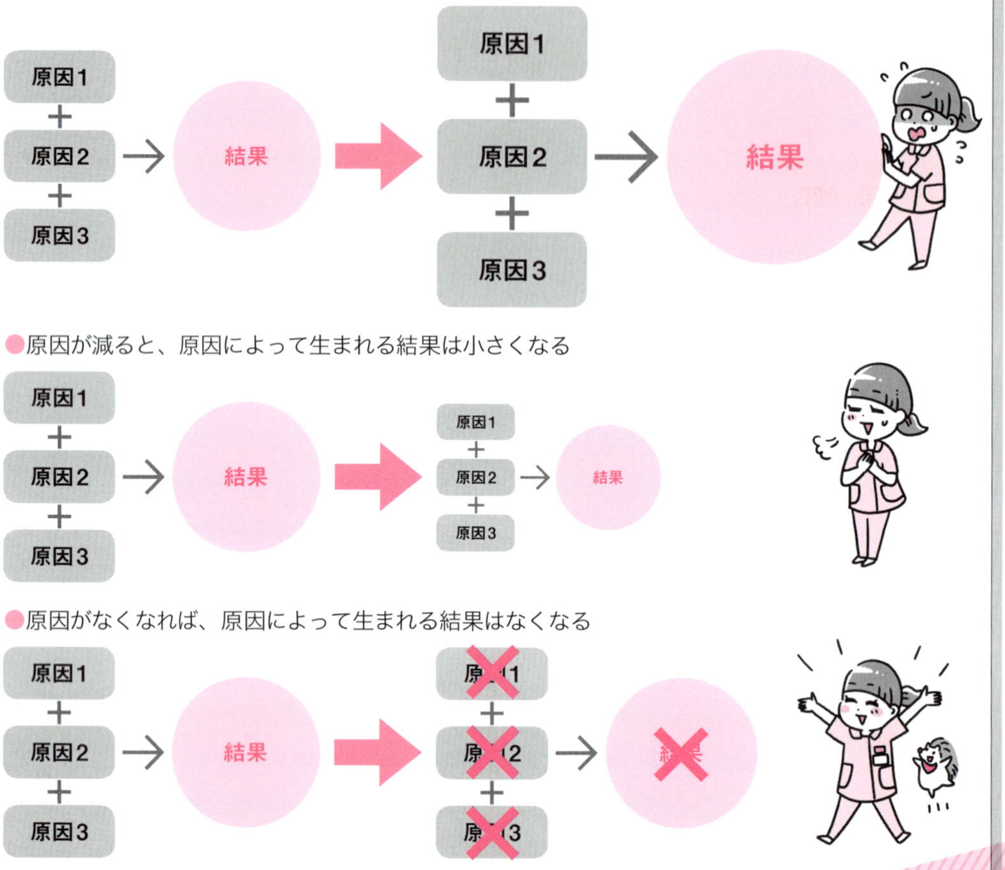

原因1 ＋ 原因2 ＋ 原因3 → 結果　➡　~~原因1~~ ＋ ~~原因2~~ ＋ ~~原因3~~ → ~~結果~~

3　確認できた原因とアセスメントの結論を書く

いよいよ「解釈・分析」の欄に、アセスメントの結論を書きます。

基本の形は、**①情報を読み取った結果、②結論(候補の看護診断)、③原因**、です(**図2**)。

看護介入の必要がないという結論になった場合は、①情報を読み取った結果を述べて、②以上のことから、看護介入の必要はないと考える、とまとめるとよいでしょう。看護介入の必要がないという結論になる場合も、そのように判断した理由を述べます。その理由にあたるものが、情報を読み取った結果です。

ここまでのプロセスにおいて「考えたこと」を、解釈・分析の欄に並べます。

■ 図2　解釈・分析の基本構成

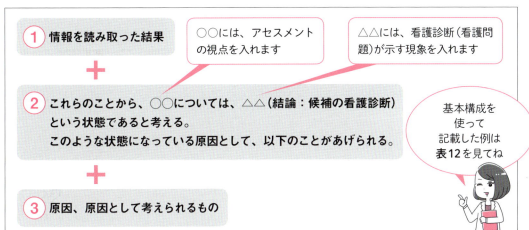

■ 表12　解釈・分析の基本構成で「排泄セルフケア不足」について書いた例

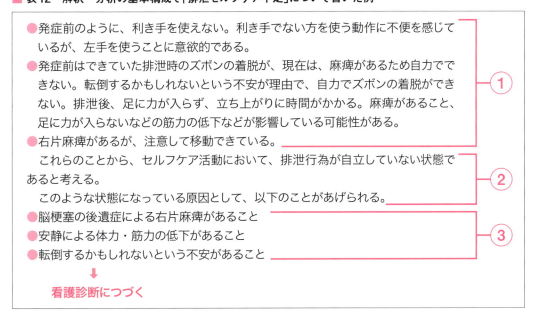

　細かいことを抜きにすると、記録用紙の「解釈・分析」の欄には、**①情報を読み取った結果、②情報を読み取った結果から導き出した結論、③結論で示した状態になっている原因、という順序**で、それぞれ、そのまま箇条書きにすると、アセスメントとして十分成立する内容になります（**表12**）。

　見栄え重視の文章ではなく、必要な中身さえ準備することができれば、小難しいテクニックを使わなくとも、アセスメントは完成します。アセスメントにおける「わかりやすさ」で大事なことは、自分の考えた答えが明確かどうかという点にあります。

　この情報を読み取った結果はこれ。読み取った結果から考えた結論はこれ。原因はこれだと考えた。「○○に対する、私の考えはこれ」という明確な主張があることは、わかりやすさの要件です。そのために、**書く前に「考えて自分の答え（主張）をつくる」ことがカギ**になります。

今回、「書く(清書する)」前に、3つの「考える」という作業をしました。

①集めた情報を読み取る
②読み取った結果から、結論を出す
③結論で示した状態になっている原因を探る

この3つに対する「あなたの考えが【ある】」という状態になってから、これら3つを書く、という順序が、アセスメントが書けるようになるためのカギです。考えをつくることができれば、あとは一般的にわかりやすいとされている順番に並べることで、わかりやすいアセスメントになります。

わかりやすく書くコツ1　整理する

とくに、はじめてアセスメントを書くというときには、文章や構成よりも、情報を読み取った結果が「ある」ことが重要です。わかりやすい文章にするのは、その次です。というわけで、続いて、よりわかりやすくするためのコツについて紹介します。

基本構成を変形させていきます(下は基本構成で書いた例です：**P.47表12**の①の部分再掲)。

- 発症前のように、利き手を使えない。利き手でない方を使う動作に不便を感じているが、**左手を使うことに意欲的である。**
- 発症前はできていた排泄時のズボンの着脱が、現在は、麻痺があるため自力でできない。転倒するかもしれないという不安が理由で、自力でズボンの着脱ができない。排泄後、足に力が入らず、立ち上がりに時間がかかる。麻痺があること、足に力が入らないなどの筋力の低下などが影響している可能性がある。
- 右片麻痺があるが、**注意して移動できている。**
  これらのことから、セルフケア活動において、排泄行為が自立していない状態であると考える。(後略)

●整理その1：関連のあるものどうしをまとめる

情報を読み取った結果のうち、関連のあるものどうしをまとめて、並べ替えます。

「排泄セルフケア不足」の場合、排泄行為の自立を目指して看護介入をします。看護介入が必要な、今はまだ自立できていないと読み取った内容と、すでに自立していると読み取った内容とを分けます。

今回の場合、結論は看護介入が必要である、ということですので、看護介入が必要であるという結論につながる内容を、結論の直前に置きます。それ以外の「すでに自立している」という内容を、結論から離して置きます(**表13**)。

```
①結論に直結しない内容
②結論に直結する内容
③結論
```

関連のあるものがまとまったことで、セルフケア不足なのか、そうでないのか、内容が行ったり来たりしていた点を改善できました

■ 表13　整理その1：関係のあるものどうしをまとめる

- 患側に注意して移動ができている。また、患側である左手を使うことに意欲的である。　→ ① 結論に直結しない内容

しかし、
- 発症前のように、利き手を使えない。利き手ではない方を使う動作に不便を感じている。
- 発症前はできていた排泄時のズボンの着脱が、現在は、麻痺があるため自力でできない。また、転倒するかもしれないという不安が理由で、自力でズボンの着脱ができない。排泄後、足に力が入らず、立ち上がりに時間がかかる。麻痺があること、足に力が入らないなどの筋力の低下などが影響している可能性がある。　→ ② 結論に直結する内容

これらのことから、排泄行為が自立していない状態であると考える。　→ ③ 結論
このような状態になっている原因として、（後略）

●整理その2：重複をなくす

　情報の読み取りでは、「基準と比べてどうなのか」を判断した結果が並んでいます。ただ、よく見ると判断した結果以外に、ついでに原因についても述べている部分があります。原因については、最後にも述べます。ということは、同じ内容が異なる場所に2回書かれている、ということです。重複をなくすために、現在の「情報を読み取った結果」から、原因について述べている部分を抜き取ります（**表14**）。

■ 表14　整理その2：重複をなくす

- **患側に注意して移動ができている。また、患側である左手を使うことに意欲的である。**

しかし、
- 発症前のように、利き手を使えない。利き手ではない方を使う動作に不便を感じている。
- 発症前はできていた排泄時のズボンの着脱が、現在は、==麻痺があるため自力でできない。また、転倒するかもしれないという不安が理由==で、自力でズボンの着脱ができない。排泄後、足に力が入らず、立ち上がりに時間がかかる。==麻痺があること、足に力が入らないなどの筋力の低下==などが影響している可能性がある。

これらのことから、排泄行為が自立していない状態であると考える。
このような状態になっている原因として、（後略）

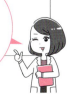

原因について述べているマーカー部分は、最後に述べる原因部分と重複するため、抜き取ります

●整理その3：重複を抜き取った後に整える

原因について述べている部分を抜き取ったことで、残った文章の意味がわからなくなったり、前後のつながりがおかしくなったりする場合、文章を整えます（**表15**）。

■ **表15** 整理その3：重複を抜き取った後に整える

> ●患側に注意して移動ができている。また、患側である左手を使うことに意欲的である。
> しかし、
> ●発症前のように、利き手を使えない。利き手ではない方を使う動作に不便を感じている。
> ●発症前はできていた排泄時のズボン着脱が、現在は自力でできない。排泄後、足に力が入らず、立ち上がりに時間がかかる。排泄時、健側を効果的に活用できていないといえる。
> これらのことから、排泄行為が自立していない状態であると考える。
> このような状態になっている原因として、（後略）

■ **表16** アセスメント清書一例

〈活動・運動パターン〉

項目	情報	解釈・分析	看護診断
〈看護歴〉 ●望ましい/必要な活動のための体力は十分か ●運動パターン、タイプ、規則性 ●余暇活動 ●患者が知覚する能力ADLの状況 〈観察・フィジカルアセスメント〉 ●実際に示されたADLの状況 ●歩行、姿勢、欠損身体部分 ●関節可動域、筋肉の引き締まり ●握力 ●脈拍（数、リズム、強さ） ●呼吸（数、リズム、強さ） ●血圧 ●全般的外見（整容、衛生、活動力レベル）	●「利き手が使えないのが不便ですけど、うまく左手を使えるように練習しています」 ●「ご飯とか着替えは何とかできます。トイレだけ、ズボンがね、上げ下げができないんですよね。倒れてしまいそうで不安です」 ●「足に力を入れて踏んばれなくなりました」 摂食：セッティングのみ介助／整容：自力で可能／更衣：部分介助／シャワー浴：左上肢、両下腿、背部の洗浄を介助。物品の準備、椅子の配置などは患者とともに行う／排泄：排泄時の着脱に介助が必要。足に力が入らず、排泄後の立ち上がりに時間がかかる ●右片麻痺あり。移動する際には、健側で右上肢を支持している（利き手：右） ●3日前から歩行訓練が始まっている ●脈拍：70～80回/分（規則的） ●呼吸：18～20回/分（規則的） ●血圧：110～120/60～70mmHg ●身だしなみは整っている	●患側に注意して移動ができている。また、患側である左手を使うことに意欲的である。 しかし、 ●発症前のように、利き手を使えない。利き手ではない方を使う動作に不便を感じている。 ●発症前はできていた排泄時のズボンの着脱が、現在は自力でできない。排泄後、足に力が入らず、立ち上がりに時間がかかる。排泄時、健側を効果的に活用できていないといえる。 これらのことから、排泄行為が自立していない状態であると考える。 このような状態になっている原因として、以下のことがあげられる。 ●脳梗塞の後遺症による右片麻痺があること ●安静による体力・筋力の低下があること ●転倒するかもしれないという不安があること	

いろいろと整えた結果、なんだか情報がそのまま残ったような気がする……と感じたとき、考えてみてほしいことがあります。いろいろと整えた結果、**残ったものは、あなたの結論を裏づける理由になっているでしょうか**。

情報を読み取った結果と、看護介入が必要であるという結論は、看護介入が必要であるという結論と、そのように結論づけた理由、という関係です。筆者なりに、**赤文字**の内容を追加するまでの経緯について、考えてみたことをまとめてみようと思います。

もし、いろいろと整えた結果残った内容が、情報（事実）そのままの場合、「自力でズボンを上げ下げできない」ので看護介入が必要、「自力で便座から立ち上がれない（立ち上がるのに時間がかかる）」ので看護介入が必要、だと読み手は受け取ります。できないことに対して看護介入するというと、患者さんができないことを、看護介入によって「補う」ということになります。

今回のケースでは、「できないことを補う」ことが看護介入の目的なのでしょうか。「排泄セルフケア不足」に看護介入するというのは、できていない排泄行為を補うことなのでしょうか。答えは「いいえ」です。できないから補う、ではないのだとしたら、何のために看護介入をするのでしょうか。できないから補う、のではなく、**できないことが、患者さんにもっとも適した形でできるようになる、そのために看護介入をする**のだと考えました。

「排泄セルフケア不足」に対する看護介入によって目指す結果は、「自立」です。患者さんの状態や状況に合った「自立」です。この点を再確認できたことによって、排泄行為が自立していないことを示す事実としての情報に、**赤文字**の内容を加えました。

説明だけを見ると「自分はこんなふうに考えられるだろうか」と心配になるかもしれません。大丈夫です。あなたも、考えることができるようになります。はじめは、次のようにして考えてみてください。もし、いろいろと整えて残ったものが情報そのものになっていると気づいたら、「その状態・状況だと、なぜ看護介入をする必要があるのか？」または「その状態・状況に対して、看護介入をしないと、対象は今後どうなりそうか」──ここに、情報を解釈するヒントが隠れています。

なぜ看護介入が必要だという結論になったのか、なぜ看護介入が必要ではないという結論になったのか。結論と合わせて、その理由に"看護師らしく"考えたかどうかが表れます。

自分の考えがあり、その考えには裏づけがあり、裏づけのある考えを読み手にわかりやすく書くというのは、慣れないうちは難しく感じるものです。だからこそ、最初から完璧を目指すのではなく、一つずつ段階を追って、追加や修正を重ねながら、完成させていく方法を紹介しています。

本書でお伝えした方法で整理をしてみて、重複箇所や修正箇所に自分で気づけない場合は、教員や友人の力を借りるとよいでしょう。文章というのは、書いた本人は、文字になっていない部分も、自分の頭のなかにある情報で補足しながら文章を読んでいます。書き手以外の人は、そうした補足ができないため、わかりにくい点や、矛盾などに気づきやすいのです。

こうして「書くために考える。考えたことを書く」ということを繰り返していくと、書くという技術が上達することもさることながら、必要な看護を見きわめる技術も上達していきます。

わかりやすく書くコツ2　小分けにする

今回は、「排泄セルフケア不足」について取り上げて説明をしていますが、実際には、「セルフケア活動に関すること」における候補には、「入浴セルフケア不足」もあがっていました。ほかにも、「身体の一部を動かすことに関すること」においては、「身体可動性障害」もあがりそうだという結論になりました。

この場合、〈活動・運動パターン〉において、「排泄セルフケア不足」も入れると合計「3つの"書く"」が存在することになります。小分けにするというのは、この3つを、それぞれ別々に書くということです。別々に書くということは、別々に考えて、別々の文章にまとめる、ということです。

「そんなめんどうくさいこと……」と感じるかもしれませんが、じつは初心者にはこれが最短の方法です。これだけを聞くと、めんどうに感じるかもしれません。ただ、実際にアセスメントをしてその内容を書くということを経験されると気がつかれると思います。

複数の項目をまとめて同時に行ったり書いたりすると、慣れないうちは混乱しやすく、自分が何をしているのかわからなくなり迷ったり、結果として何度もやり直したりすることで余計に時間がかかったりするものです。まずは、ひとつずつ。それができるようになれば、複数のアセスメントを同時に行ったり、まとめて書いたりできるようになります。

そのためには、「一つのアセスメント」が、何をどのようにして文章としてできあがっているのか、プロセスやしくみを理解する必要があります。

何を書いているのか書き手がよくわかっていない文章は、読み手も同じく、何が書いてあるのかわからない、と感じるものです。読み手に伝わる文章を書くには、まず書き手であるあなた自身が、何について述べるのか、あなたの述べたいこと、言いたいことは何かを明確にすることが大前提です（Part4・P.115のQ10でわかりにくいアセスメントとして例をあげます）。

プロセス③　看護診断（問題の明確化）

「③看護診断（問題の明確化）」の診断する＋書くプロセスの概要は次の3つです（P.33表2-③）。

1. 候補の看護診断の診断指標、関連因子（または危険因子）と照合して看護診断を確定する
2. 看護診断を所定の方法で構成する
3. 2を所定の欄に書く

アセスメントによってあげられた候補の看護診断が、患者さんにあてはまるかどうかを確認します。記録用紙でいうところの、いちばん右側に書くことをつくっていきます（**P.50表16**参照）。

1 候補の看護診断の診断指標、関連因子（または危険因子）と照合して看護診断を特定する

まず候補の看護診断について、次の3つの作業をします。

1) 『NANDA-I 看護診断　定義と分類』で、候補の看護診断を確認する
2) 候補の看護診断を構成する、診断指標、関連因子（または危険因子）と、解釈・分析内容を照らし合わせる
3) 2)の結果から、候補の看護診断が、患者さんに当てはまるかどうかを判断する

2) では、具体的には、診断指標と読み取った情報（事実）とを照らし合わせる、関連因子と探った原因（寄与因子）とを照らし合わせる、ことをします（**表17**）。

診断指標とは、観察可能な手がかりで、徴候や症状がこれにあたります。「排泄セルフケア不足」という看護診断を確認すると、診断指標として「トイレで清潔行動を完了できない、排泄時の衣服の上げ下げができない、トイレまでたどりつけない、トイレの便座から立ち上がれない」などがあります。

関連因子とは、問題焦点型看護診断に不可欠な要素です。看護診断との間に、何かしらの関係、影響のある因子がこれにあたります。「排泄セルフケア不足」という看護診断を確認すると、関連因子として「不安、意欲の低下、倦怠感、可動性障害、疼痛」などがあります。

■ 表17　候補の看護診断が当てはまるかどうか条件を照合する

排泄セルフケア不足　定義：排便や排尿に関連する行為を、1人で完了できない状態	
【診断指標】 ●トイレで清潔行動を完了できない ●水洗トイレを流せない ●排泄時の衣服の上げ下げができない ●トイレまでたどりつけない ●トイレの便座から立ち上がれない ●トイレの便座に座れない	【患者さんにみられる徴候】 ●排泄時にズボンを着脱できない ●排泄後にトイレの便座から立ち上がるのに時間がかかる
【関連因子】 ●不安 ●意欲の低下 ●環境障壁 ●倦怠感 ●移乗できない ●可動性障害 ●疼痛 ●脱力感	【患者さんの場合における、排泄行為が自立できていない原因・寄与因子】 ●脳梗塞の後遺症による右片麻痺があること ●安静による体力・筋力の低下があること ●転倒するかもしれないという不安があること

> 照合の結果、患者さんのデータや原因・寄与因子が診断指標や関連因子と合致すれば当てはまると考えられます

2 看護診断を所定の方法で構成する

基本形を確認して、パーツをはめ込んでいきます。

●基本形1　関連因子＋看護診断、診断指標

NANDA-Iは、看護診断を学習する際によく使う書式として、次の書式を紹介しています[9]（**表18、表19**）。

■ 表18　基本形1　関連因子＋看護診断、診断指標

> (a．関連因子)_____ **に関連した**(b．看護診断)_____、(c．診断指標)_____ **によって明らか。**

- (a) 関連因子と合致した原因を書く
- (b) 断定した看護診断名を書く
- (c) 診断指標と合致した徴候を書く

■ 表19　基本形1での〈排泄セルフケア不足〉の記載例

> (a) 脳梗塞の後遺症による右片麻痺があること、安静による体力・筋力の低下があること、転倒するかもしれないという不安があること**に関連した**
> (b) 排泄セルフケア不足、
> (c) 排泄時にズボンの着脱ができないこと、排泄後にトイレの便座から立ち上がるのに時間がかかること**によって明らか。**

●基本形2　PES方式

『ゴードンの機能的健康パターンに基づく看護過程と看護診断　第5版』（江川隆子 編、ヌーヴェルヒロカワ）のなかでは、看護診断の記述方法にはとくに定義されたものはないとして、「①原因句と診断句を「関連した」という動詞で結ぶもの、②PES方式と呼んでいるもの」[10]の2種類を紹介しています。次に示す記述方法は、②PES方式にあたります（**表20、表21**）。

■ 表20　基本形2　PES方式

> P　（Problem：問題）
> E　（Etiology：病因、Related Factors：関連因子）
> S　（Symptoms & Signs：徴候と症状）

- P：看護診断名を書く
- E：原因・寄与因子を書く
- S：徴候や症状を書く

■ 表21　基本形2での〈排泄セルフケア不足〉の記載例

> P：排泄セルフケア不足
> E：脳梗塞の後遺症による右片麻痺があること、安静による体力・筋力の低下があること、転倒するかもしれないという不安があること
> S：排泄時にズボンの着脱ができないこと、排泄後にトイレの便座から立ち上がるのに時間がかかること

3 2を所定の欄に書く

2の所定の方法で構成した看護診断を、所定の欄に書きます（**表22**）。

■ 表22 アセスメントの記録用紙完成形一例

〈活動・運動パターン〉

項目	情報（事実）	解釈・分析	看護診断
〈看護歴〉 ● 望ましい/必要な活動のための体力は十分か ● 運動パターン、タイプ、規則性 ● 余暇活動 ● 患者が知覚する能力ADLの状況 〈観察・フィジカルアセスメント〉 ● 実際に示されたADLの状況 ● 歩行、姿勢、欠損身体部分 ● 関節可動域、筋肉の引き締まり ● 握力 ● 脈拍（数、リズム、強さ） ● 呼吸（数、リズム、強さ） ● 血圧 ● 全般的外見（整容、衛生、活動力レベル）	●「利き手が使えないのが不便ですけど、うまく左手を使えるように練習しています」 ●「ご飯とか着替えは何とかできます。トイレだけ、ズボンがね、上げ下げができないんですよね。倒れてしまいそうで不安です」 ●「足に力を入れて踏んばれなくなりました」 摂食：セッティングのみ介助　／　整容：自力で可能　更衣：部分介助 シャワー浴：左上肢、両下腿、背部の洗浄を介助。物品の準備、椅子の配置などは患者とともに行う　／　排泄：排泄時の着脱に介助が必要。足に力が入らず、排泄後の立ち上がりに時間がかかる ● 右片麻痺あり。移動する際には、健側で右上肢を支持している（利き手：右） ● 3日前から歩行訓練が始まっている ● 脈拍：70〜80回/分（規則的） ● 呼吸：18〜20回/分（規則的） ● 血圧：110〜120/60〜70mmHg ● 身だしなみは整っている	● 患側に注意して移動ができている。また、患側である左手を使うことに意欲的である。 しかし、 ● 発症前のように、利き手を使えない。利き手ではない方を使う動作に不便を感じている。 ● 発症前はできていた排泄時のズボンの着脱が、現在は自力でできない。排泄後、足に力が入らず、立ち上がりに時間がかかる。排泄時、健側を効果的に活用できていないといえる。 これらのことから、排泄行為が自立していない状態であると考える。 このような状態になっている原因として、以下のことがあげられる。 ● 脳梗塞の後遺症による右片麻痺があること ● 安静による体力・筋力の低下があること。 ● 転倒するかもしれないという不安があること	● 脳梗塞の後遺症による右片麻痺があること、安静による体力・筋力の低下があること、転倒するかもしれないという不安があることに関連した ● 排泄セルフケア不足 ● 排泄時にズボンの着脱ができないこと、排泄後にトイレの便座から立ち上がるのに時間がかかることによって明らか ※以下はPES方式で書いた場合 P：排泄セルフケア不足 E：脳梗塞の後遺症による右片麻痺があること、安静による体力・筋力の低下があること、転倒するかもしれないという不安があること S：排泄時にズボンの着脱ができないこと、排泄後にトイレの便座から立ち上がるのに時間がかかること

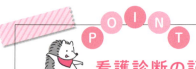

看護診断の記述の構成について

　看護診断（看護問題）を確定するというのは、名前をつけるだけでなく、何が原因でどのような徴候を認めているのかを明確にすることを指します。こうして看護診断（看護問題）を確定することで、具体的な看護介入を検討しやすくなります。

　ただ、記述の方法については、学校によって書き方の約束が異なることもあるかと思います。構成要素としては、看護診断、原因、徴候の3つになるかと思いますが、書き方の詳細については、必ず実習記録を担当する教員に確認しましょう。

指導者のチェックポイント

　指導者は、記録から何を知りたくて、何を見ているのでしょうか。指導者がアセスメント〜看護診断でチェックしているのは、以下の4つです。

- 必要な情報を使っているか
- 情報を読み取っているか（事実のままになっていないか）
- 偏りのない分析ができているか
- 所定のプロセスを経て、看護診断（看護問題）を断定しているか

　つまり、指導者は、

- 結論とその理由としてのアセスメントは妥当か

を見ています。

アセスメント〜看護診断（問題の明確化）の記録用紙を見るときに指導者がズバリ知りたいこと
□看護を必要とする現象（看護診断・看護問題）はありますか？
□ある場合、それは何ですか？
□また、そのように判断した理由（裏づけとなる情報）は何ですか？

Part 3

実習記録用紙ごとの書き方の基本とポイント

看護計画立案

ここでは、看護診断(問題の明確化)後の看護計画立案の看護過程の展開と記録の書き方についてプロセスに沿って解説していきます。

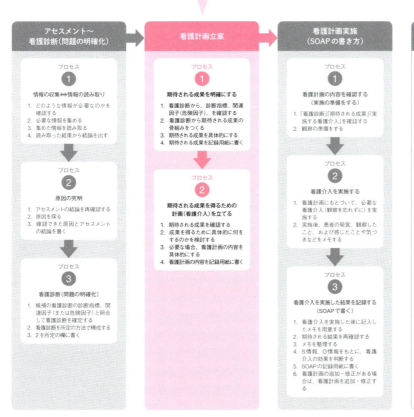

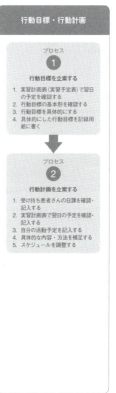

看護計画立案とは

　看護過程の3つめの段階「**看護計画立案**」では、文字どおり、看護計画を立てます。看護計画を立てる目的は、**看護を必要としている現象（看護診断・看護問題）に対して、看護介入として、何をするのかを明確にするため**です。看護計画の大きな構成要素は次の3つであるとされています。

> ①**看護診断**
> ②**期待される成果**
> ③**看護介入**

　一般的な看護計画の記録用紙は、看護計画の構成要素を含む書式になっています。看護介入については、**O-P**（Observation Plan：**観察計画**）、**T-P**（Treatment Plan：**治療計画**）、**E-P**（Education Plan：**指導・教育計画**）、の3つに分かれています（**表1**）。

■ 表1　看護計画用紙の一例

看護診断：		
期待される成果：		
O-P	**T-P**	**E-P**
期待される成果を得る看護介入であったかどうかを測るために観察すること（何を観れば看護介入の効果をはかれるか）	期待される成果を得るために行うこと	期待される成果を得るために説明すること、指導すること

> 看護計画を構成する要素は「看護診断」「期待される成果」「看護介入」の3つで、「看護介入」はO-P（観察計画）、T-P（治療計画）、E-P（指導・教育計画）の3つに分けられます

　看護計画には、看護診断（看護問題）を解決するために「何をするのか」その内容を書きます。ゆえに、「何をすればいいんだろう」「何をすると書けばいいんだろう」と考えてしまいがちですが、大事なことは**「問題を解決するための計画である」**という点です。

計画というのは、ゴールによってその内容は異なります。たとえば、ダイエット。1か月で3キロ体重を減らしたいのか、今は履けなくなってしまったジーンズが履けるようになりたいのか、代謝のよい健康的な体をつくりたいのか、ゴールによって具体的に何をするのか、どのように実施の効果をはかるのかは違ってきます。

　また、ゴールの設定は、現状によっても異なります。何が影響して体重が増えているのか、何が影響して効果的なダイエットができないのか、現在はどのような徴候を認めているのかなど、現状を見きわめてゴールを設定する必要があります。

　看護計画立案の段階では、アセスメントによって現状の分析は終わっています。患者さんに合った看護計画を立てるために、**アセスメントによる現状分析の結果をもとにゴールを設定して、設定したゴールにたどりつくために何をするのかを検討します。**

　本書では、看護診断（看護問題）を解決するために何をするのかを検討する際に設定するゴール（看護介入によって目指す結果）を**「期待される成果」**と呼ぶこととします。

看護計画立案のプロセス

看護計画立案のプロセスは、大きく2つに分けることができます（**表2**）。

①期待される成果を明確にする
②期待される成果を得るための計画（看護介入）を立てる

■ 表2　看護計画立案の2つのプロセスと目的・概要

プロセス	①期待される成果を明確にする	②期待される成果を得るための計画（看護介入）を立てる
目的	ゴールを明確にする	ゴールにたどりつくために適した手段を検討する
プロセスの概要	1. 看護診断から、診断指標、関連因子（危険因子）、を確認する 2. 看護診断から期待される成果の骨組みをつくる 3. 期待される成果を具体的にする 4. 期待される成果を記録用紙に書く	1. 期待される成果を確認する 2. 成果を得るために具体的に何をするのかを検討する 3. 必要な場合、看護計画の内容を具体的にする 4. 看護計画の内容を記録用紙に書く

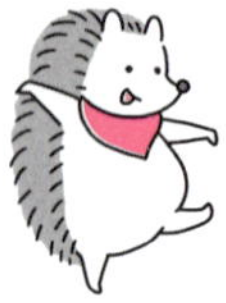

プロセス① 期待される成果を明確にする

「期待される成果」とは、**看護介入によって患者さんに期待される結果**、ということです。

■ 図1　看護介入と期待される成果の関係

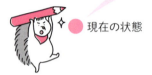

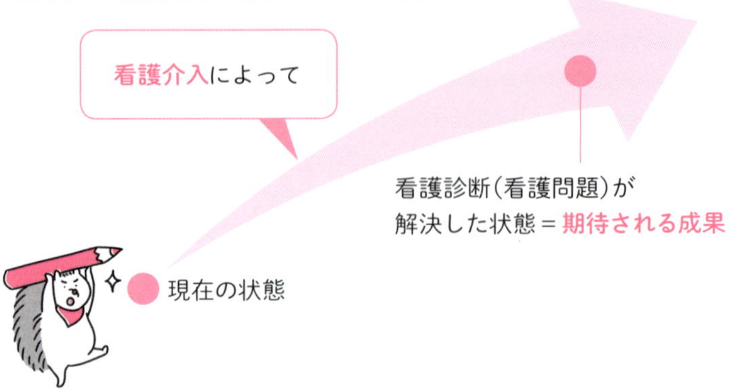

看護診断（看護問題）が解決した状態＝**期待される成果**

現在の状態

期待される成果を明確にし書くまでのプロセスの概要は次の4つです（**P.59表2-①**）。

1. 看護診断から、診断指標、関連因子（危険因子）、を確認する
2. 看護診断から期待される成果の骨組みをつくる
3. 期待される成果を具体的にする
4. 期待される成果を書く

引き続き、「排泄セルフケア不足」について、プロセスに沿って解説していきます。

1　看護診断から、診断指標、関連因子（危険因子）を確認する

「アセスメント〜看護診断」の記録用紙の「**看護診断**」の欄で、**看護診断、診断指標、関連因子を確認します**。

以下に**P.55表22**より抜粋します。

看護診断
●脳梗塞の後遺症による右片麻痺があること、安静による体力・筋力の低下があること、転倒するかもしれないという不安があること に関連した ●排泄セルフケア不足 ●排泄時にズボンの着脱ができないこと、排泄後にトイレの便座から立ち上がるのに時間がかかることによって明らか または P：排泄セルフケア不足 E：脳梗塞の後遺症による右片麻痺があること、安静による体力・筋力の低下があること、転倒するかもしれないという不安があること S：排泄時にズボンの着脱ができないこと、排泄後にトイレの便座から立ち上がるのに時間がかかること

2 看護診断から期待される成果の骨組みをつくる

2つの視点をもとに、期待される成果の骨組みをつくります。

骨組みをつくる前に、**看護診断、診断指標、関連因子の関係を確認**しておきましょう。この3つは、「関連因子によって、排泄セルフケア不足という状態になっており、排泄セルフケア不足という状態は、診断指標にあげた徴候を認める」という関係です。

今回の事例の場合、「排泄セルフケア不足」という状態は、不安や麻痺、筋力の低下などの関連因子によって起こっていると判断しました。ということは、不安や麻痺、筋力の低下などの関連因子が減ったり、なくなったりすることで、自力でズボンを上げ下げできない、便座からの立ち上がりに時間がかかる、という「排泄セルフケア不足」の徴候は減ったり、なくなったりするといえます。これは、関連因子を減らしたり、なくしたりすることで、「排泄セルフケア不足」という状態が改善するということを意味しています。つまり、**関連因子が減ったり、なくなったりすることが、看護介入によって目指す結果**であり、**関連因子を減らしたり、なくしたりすることが看護介入**、ということです。

2つの視点に戻ります（**表3**）。**視点①**は看護診断（看護問題）の解決を期待される成果とし、**視点②**は関連因子（危険因子）が減る、あるいはなくなることを期待される成果とする考え方で、この2つの視点から期待される成果を考えてみましょう（**表4**）。

■ 表3 期待される成果の骨組みをつくる2つの視点

視点①	看護診断（看護問題）を基準にして、看護介入によって、看護診断（看護問題）である**「看護を必要とする現象」が解決した状態**を期待される成果とする、という考え方
視点②	関連因子（危険因子）を基準にして、看護介入によって、看護診断（看護問題）を引き起こしている**原因、または影響を及ぼしている因子が減る、なくなる**ことを期待される成果とするという考え方

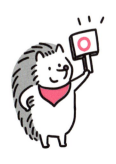

■ 表4　2つの視点を使って期待される成果に変換する一例

看護診断(看護問題)	期待される成果
視点①　看護診断(看護問題) 排泄セルフケア不足	この状態が解決する ➡排泄に関する行為を自力で完了できる
視点②　関連因子 ●脳梗塞の後遺症による右片麻痺 ●安静による体力・筋力の低下 ●転倒するかもしれないという不安	これらの原因が減る、なくなる ➡体力・筋力が回復・増強する ➡不安が減る、なくなる

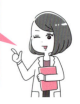

右片麻痺があるという関連因子は、看護介入によってそれ自体を減らしたり、なくしたりすることはできません。そのため、「脳梗塞の後遺症による右片麻痺」以外の関連因子を使って期待される成果を設定します

『実習記録の書き方がわかる　看護過程展開ガイド』(任和子編著、照林社)のなかに「長期目標は、その看護診断の解決を示すものです。通常は、問題が解決したことを示すように表現します。一方、短期目標は、関連因子に焦点を当てます。短期目標は最低でも関連因子の数だけ挙げ、さらに段階的に細かく具体的に挙げていくようにします」[11]とあります。

この考え方にならうと、次のように長期目標と、短期目標を区別できます(表5)。

■ 表5　2つの視点と長期目標・短期目標

視点①＝長期目標：看護診断が解決する
➡排泄に関する行為を自力で完了できる つまり、 　➡排泄時、自力でズボンを着脱することができる 　➡排泄後、自力でトイレの便座から立ち上がることができる
視点②＝短期目標：関連因子が減る、なくなる
➡体力・筋力が回復・増強する ➡不安が減る、なくなる

3　期待される成果を具体的にする

前項「2．看護診断から期待される成果の骨組みをつくる」でつくった期待される成果の骨組みをもとに、肉づけをすることで目標の内容を具体的にします。

具体的にする方法について、2つ紹介します。

1) 成果を記述するための5つの要素

『基本から学ぶ看護過程と看護診断 第7版』(ロザリンダ・アルファロ-ルフィーヴァ著、本郷久美子監訳、医学書院)のなかで、成果を具体的に記述するための要素として、「成果を記述するための5つの要素」[12]をあげています(**表6**)。

■ 表6 成果を記述するための5つの要素

主語	誰が成果を達成することを期待されているのか
動詞	どのような行動によって成果を達成するのか
条件	どのような状況でその行動がなされるか
達成基準	どの程度うまくその行動がなされるか
目標期間	いつまでにその行動がなされることが期待されるか

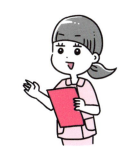

ロザリンダ・アルファロ-ルフィーヴァ著、本郷久美子監訳:基本から学ぶ看護過程と看護診断 第7版. 医学書院, 東京, 2012:200. より転載

この5つの要素を使って、組み立てた期待される成果は次のとおりです。

●短期目標➡「体力・筋力が回復する、増強する」に対して

例:6月30日までに、患者が、何度も反動をつけることなく、病室の椅子から自力で立位になることができる。

●短期目標➡「不安が減る、なくなる」に対して

例:6月30日までに、患者が、看護師の支持のもと、安定した立位でズボンを上げ下げする動作を試みることができる。

ここでは「転倒するかもしれない」という不安があるために排泄動作ができないことに対して、転倒しない安全な方法を体験できることで、不安を緩和できると考えて目標を立ててみました。

必ずしも、この順序で構成する必要はありませんが、**表7**のような型をもっておくと、もれなく必要事項を盛り込みやすくなります。

■ 表7 期待される成果が具体的になる構成の基本形の一例

❶	❷	❸	❹	❺
いつまでに (目標期間)	誰が(主語)	どんな場面で (条件)	どの程度うまく (達成基準)	～できる(動詞)

「それってつまり、どんな場面で、何がどうなることをさしているのか」──これを繰り返し掘り下げていくことで、患者さんに合った内容になっていきます。とくに、**表7**の構成の基本形の一例の後半3つ(③〜⑤)において、具体性を出しやすくなります。

2) RUMBA(ルンバ)の法則

それぞれの要件の頭文字をとって「RUMBA(ルンバ)の法則」と呼ばれています(**表8**)。

■ 表8　RUMBA(ルンバ)の法則

R	Real	現実的
U	Understandable	理解可能
M	Measurable	測定可能
B	Behavioral	行動的表現
A	Achievable	到達可能

『ゴードンの機能的健康パターンに基づく看護過程と看護診断　第5版』(江川隆子編、ヌーヴェルヒロカワ)では、「『ルンバの法則』では、目標は『どんな場合でも現実的であること』、『誰もが理解できること』、『測定ができること』『具体的な行動を書き表すこと』、そして『到達が可能なこと』が必須条件となっています」[13]とあります。

1つめの5つの要素で期待される成果を組み立てた後、その内容が期待される成果として機能するかどうかを見直すのに、ルンバの法則を使うとよいでしょう。

R	**現実的か**	たとえば、今回の事例の患者さんは、脳梗塞の後遺症で麻痺があります。期待される成果を、発症前と同じように排泄行為ができるとした場合、それは現実的ではないといえます。
U	**理解可能か**	期待される成果を得るために、看護計画には複数の看護師がかかわります。誰が見てもわかる表現であることが重要です。
M	**測定可能か** (表9・表10)	看護計画は、看護介入によって関連因子を減らしたり、なくしたりする内容になっているはずです。看護介入によって、それらが減ったりなくなったりしているのかを判断するには、変化を測定できることがカギになります。
B	**行動的表現か**	期待される成果の最後の部分「〜できる」は、測定できる行動的表現で示します。
A	**到達可能か**	明らかに高すぎる設定になっていないこと、看護介入によって到達できる設定になっている必要があります。

■ 表9　測定困難な動詞から測定可能な動詞への変換の一例

測定困難な動詞の例	測定困難な動詞を測定可能な動詞に変える例
理解できる	理解できたかどうかを何で判断するのか ● 学習した方法で操作できる ● 誤りに気づいて知らせることができる　など
意識できる	意識できたかどうかを何で判断するのか ● 〜の時点で毎回確認できる ● 毎日記録できる　など

■ 表10　到達度を測定できる動詞の例[14]

● 列挙する	● 提示する	● 区別する	● 述べる
● 例を挙げる	● 信念や意見として示す	● 分かち合う	● 関係をもつ
● 話し合う	● 歩く	● 立つ	● 咳をする
● 練習する	● 模倣して試みる	● 実施して見せる	● 習慣的動作となる
● 維持する	● 減少する	● 増加する	

任和子：実習記録の書き方がわかる　看護過程展開ガイド，照林社，東京，2015：21．より引用

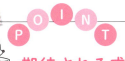

POINT　期待される成果を具体的にする理由

　理由は、大きく2つあります。1つは、期待される成果を含む看護計画は、本来看護師間で共有するものであり、**誰が見ても、何を意図しているのかがわかる内容でないといけない**ためです。期待される成果が何を意図しているのかという解釈にずれが生じると、異なるゴールを目指して看護介入をすることになります。これでは、効率よく、効果的にゴールにたどりつけません。何より、その影響を受けるのは、患者さんです。看護師間で、期待される成果について共通理解ができるようにするためには、誰が見てもわかるような具体的な表現にする必要があります。

　もう1つは、**評価がしやすくなる**ためです。ここでは「評価がしやすくなる」ことについて、もう少し掘り下げて説明をしようと思います。評価をしやすいというのは、何がどうなるのか、その内容が具体的であればあるほど、そうなったのかどうかを判断しやすいことを意味しています。それができると何がいいのかというと、**評価をするために必要な情報を集める**ことができます。評価については後ほど詳しく述べますが、看護介入によって、期待される成果を得ることができたかどうかを

判断するためには、材料が必要です。ここでいう判断の材料が情報になります。期待される成果が具体的であると、判断の材料となりうる情報が何かがわかりやすくなるのです。つまり、評価に必要な情報は何かを判断しやすくなるのです。

4 期待される成果を記録用紙に書く

前項「3. 期待される成果を具体的にする」で肉づけをして具体的になった、期待される成果を記録用紙の該当部分に書きます。

■ 表11 期待される成果の記入例

看護診断：排泄セルフケア不足		
期待される成果： **長期目標：** 排泄後、自力でトイレの便座から立ち上がることができる。排泄時、自力でズボンを着脱することができる **短期目標：** 1. 6月30日までに、患者が、何度も反動をつけることなく、病室の椅子から自力で立位になることができる 2. 6月30日までに、患者が、看護師の支持のもと、安定した立位でズボンを上げ下げする動作を試みることができる		
O-P	T-P	E-P

プロセス② 期待される成果を得るための計画を立てる

期待される成果を得るための計画を立て、書くまでのプロセスの概要は次の4つです（**P.59表2-②**）。

1. 期待される成果を確認する
2. 成果を得るために具体的に何をするのかを検討する
3. 必要な場合、看護計画の内容を具体的にする
4. 看護計画の内容を記録用紙に書く

引き続き、「排泄セルフケア不足」について、プロセスに沿って解説していきます。

1 期待される成果を確認する

看護計画の記録用紙に記入した、具体的になった期待される成果を確認します。以下は**表11**からの再掲です。

> **短期目標：**
> 1. 6月30日までに、患者が、何度も反動をつけることなく、病室の椅子から自力で立位になることができる
> 2. 6月30日までに、患者が、看護師の支持のもと、安定した立位でズボンを上げ下げする動作を試みることができる

2 期待される成果を得るために何をするのかを検討する

看護計画には、**期待される成果を得るために具体的に何をするのか**をまとめます。よく使われるのは、**O-P**、**T-P**、**E-P**の3つに分けて整理する記録方法で、それぞれ**観察計画**、**治療計画**、**指導・教育計画**を書きます。

看護計画を立てるときの考え方の基本は、**「関連因子を減らしたり、取り除いたりするために何をするのか」**になるはずです。なぜなら、関連因子が減ったり、なくなったりすることが期待される成果になっているからです。長期目標に対応した看護計画、短期目標1に対応した看護計画、短期目標2に対応した看護計画を検討するために、最初にそれぞれ見出しをつけました。長期目標に対応した看護計画〈排泄行為の支援〉、短期目標1に対応した看護計画〈筋力・体力の回復・増強〉、短期目標2に対応した看護計画〈不安の緩和〉。こうすることで、関連因子を減らすための看護介入を考えるとき、もれが生じにくくなります。

とくに決まった順番はありませんが、慣れないうちは、**T-P→E-P→O-Pの順**に考えると、ずれなく、もれなく看護計画を整理しやすいです。O-Pは観察項目です。観察項目の欄には、観察することをあげます。では、観察することとは何かというと「行ったケアが効果的であったかどうかを判断するための材料となることがら」です。つまり、何を期待して、何を行うのかが明確になっていないと、何を観察すればいいのかが決まりません。これが、先に述べた順序をおすすめする理由です。考え方のイメージとしては、次に述べるような流れになります。

> 1) T-P：期待される成果を得るために何をするのか（P.68表12）
> 2) E-P：期待される成果を得るために行うことのうちで、
>   必要な指導・教育計画は何か（P.68表13）
> 3) O-P：T-P、E-Pが効果的に行われたかどうかを判断するために
>   必要な観察項目は何か（P.69表14）

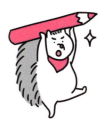

■ 表12　期待される成果に対応した看護計画：T-P（治療計画）の例

看護診断：排泄セルフケア不足		
期待される成果： **長期目標：** 排泄後、自力でトイレの便座から立ち上がることができる。排泄時、自力でズボンを着脱することができる **短期目標：** 1. 6月30日までに、患者が、何度も反動をつけることなく、病室の椅子から自力で立位になることができる 2. 6月30日までに、患者が、看護師の支持のもと、安定した立位でズボンを上げ下げする動作を試みることができる		
O-P	T-P	E-P
	〈排泄行為の支援〉➡ 長期目標に対応 ● 安全に排泄できるよう、トイレ周辺の環境を整える ● トイレまでの移動手段について、患者と相談する（車椅子、または付き添い歩行） ● 排泄後、便座からの立ち上がり、ズボンの上げ下げを状況に応じて、患者と相談しながら支持する 〈筋力・体力の回復・増強〉➡ 短期目標1に対応 ● 病室で可能な筋力アップ訓練について、PT（理学療法士）と相談する ● 病室・病棟で可能な筋力アップ訓練を、午前午後1回ずつ実施する ● 1日1回トイレで実際に、立ち上がる練習をする 〈不安の緩和〉➡ 短期目標2に対応 ● 転倒への不安について話を聞く。どのようにすると不安を助長させないか尋ね、取り入れる。訓練の成果をどのように感じているか、不安の緩和に役立っているかを確認する ● ズボンの上げ下げに必要な動きに関連した、不安定になりにくい姿勢のとり方を、病室で練習する	

期待される成果を得るために、具体的なケア（看護診断に対する治療）計画を検討します

■ 表13　期待される成果に対応した看護計画：E-P（指導・教育計画）の例

看護診断：排泄セルフケア不足		
期待される成果： **長期目標：** 排泄後、自力でトイレの便座から立ち上がることができる。排泄時、自力でズボンを着脱することができる **短期目標：** 1. 6月30日までに、患者が、何度も反動をつけることなく、病室の椅子から自力で立位になることができる 2. 6月30日までに、患者が、看護師の支持のもと、安定した立位でズボンを上げ下げする動作を試みることができる		
O-P	T-P	E-P
		〈排泄行為の支援〉➡ 長期目標に対応 ● トイレまで歩行するときには、必ず看護師が付き添うことを説明する。安全に排泄行為ができるよう、調子が悪いときや心配なときは、車椅子で移動することを説明する ● 排泄後、便座からの立ち上がり、ズボンの上げ下げにおいては、体調や筋力の回復具合に合わせて進めるとよいため、無理をしないよう説明する。その都度、相談しながら進めていくことを伝える 〈筋力・体力の回復・増強〉➡ 短期目標1に対応 ● PT（理学療法士）によるリハビリテーションにおいて、相談や要望があれば伝えてほしい旨を伝える。リハビリテーション中に体調が悪くなるようなことがあれば、遠慮せずにPTに伝えるよう説明する ● 病室・病棟で可能な筋力アップ訓練の方法と効果について説明する ● 訓練の際には、スリッパではなく、靴を着用するように説明する 〈不安の緩和〉➡ 短期目標2に対応 ● 意欲をなくしたり、集中できなくなったりするなどの逆効果を生じさせないために、筋力アップのためのさまざまな訓練があるが、疲労や心配事がある場合は、遠慮なく知らせてほしいことを伝える ● 倒れにくい安定した姿勢を学び、練習することで、不安定さがなくなることを期待できるが、不安に感じることはがまんせずに伝えてほしい旨を伝える

期待する成果を得るための指導・教育計画を検討します

■ 表14　期待される成果に対応した看護計画：O-P（観察計画）の例

看護診断：排泄セルフケア不足		
期待される成果： **長期目標：** 排泄後、自力でトイレの便座から立ち上がることができる。排泄時、自力でズボンを着脱することができる **短期目標：** 1．6月30日までに、患者が、何度も反動をつけることなく、病室の椅子から自力で立位になることができる 2．6月30日までに、患者が、看護師の支持のもと、安定した立位でズボンを上げ下げする動作を試みることができる		
O-P	T-P	E-P
〈排泄時の状況〉➡ **長期目標に対応** ● 排泄環境、および排泄環境の安全性 ● 患者の全身状態、バイタルサイン ● 排泄行為の自立度、排泄時の実際の様子 〈運動・訓練時の様子〉➡ **短期目標1に対応** ● PT（理学療法士）によるリハビリテーション中の患者の様子 ● 病室・病棟で行う筋力アップ訓練に対する患者の反応、取り組みの様子、成果 ● 1日1回トイレでの立ち上がりの練習に対する患者の反応、実際の様子、成果 ● 過度な疲労を感じていないか、負担や苦痛を感じていないか 〈心理状態〉➡ **短期目標2に対応** ● 排泄行為自立にまつわる発言や表情、排泄行為自立のための訓練時の発言や表情、訓練への思いなど ● ズボンの上げ下げに必要な動きに関連した、不安定になりにくい姿勢をとる練習への思いや考えなど ● 患者のペースで進めることができているか		

期待される成果を判断するために必要な観察計画を検討します

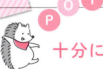

POINT 十分に看護計画の内容が思い浮かばない場合

標準看護計画を参考にするとよいです。標準看護計画とは、ある看護診断（看護問題）を解決するための一般的な看護計画のことです。標準看護計画を使うときに注意したいのは、**患者さんに当てはまる内容も、当てはまらない内容も含まれている**という点です。

同じ「排泄セルフケア不足」という看護診断（看護問題）を解決するための看護計画であっても、何が原因で、どのような徴候を認めているのかによって、看護計画の中身は異なります。となると、患者さんに合った看護計画を立てるためには、標準看護計画のうちの、**どの内容が患者さんに当てはまるのかを見きわめる必要**があります。

さらに、標準看護計画に含まれていないけれど、患者さんに必要な援助がある場合、それを**追加する必要**もあります。

標準看護計画は、患者さんの看護計画を立てるときの参考になりますが、丸ごと患者さんに当てはまることは多くありません。標準看護計画から必要なことがらを見きわめるためには、少なくとも、看護計画のなかにある「見出し」になっている部分、何に対応した看護計画なのか、ということを明確にしてから標準看護計画を確認するとよいでしょう。何についての看護計画を参考にしたいのかが明確になることで、標準看護計画から何を拾えばいいのかがわかりやすくなります。

3　必要な場合、看護計画の内容を具体的にする

前項「2. 期待される成果を得るために何をするのかを検討する」を具体的にするために、**「どのように」「どのようなことに注意して」という内容を追加**します。

「どのように」「どのようなことに注意して」行うのかを検討するときには、次の点を手がかりにすると、患者さんに合わせて**具体性**を出しやすくなります（表15）。

■ 表15　看護計画に具体性を出す手がかり

身体的特徴	例）● このような症状があるので、このことに注意して行う ● この治療はこういう影響があるため、この方法で行う ● これほどの体力があるため、どこどこで行う ● このようなADLの状況なので、これを先に行う
心理的特徴	例）● 不安が強いので、このことに注意して行う ● 自立への意識が高い方なので、この方法で行う
日課・スケジュール	例）● 午前中は毎日家族の面会があるため、この援助はこの時間に行う ● 午前中に血圧が安定している傾向があるため、この援助は午前中に行う

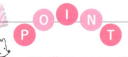

POINT　看護計画はどれくらい具体的でないといけないの？

　看護計画には具体性が必要だと言われます。実習における看護計画が具体的だとよい理由は、実施者であるあなた自身が何をするのかを把握しやすくなるためです。

　何をするのかを記録用紙にまとめたのはよいものの、具体的な内容や方法が書かれていないと、看護計画を実行するというときになって行動できません。少なくとも、**看護計画を見て、何をすればよいのかがわかる**、それくらいの具体性があるとよいと思います。

　それはどれくらいなのか、と言われると、具体的に示すのが難しいのですが、次のような考え方をお伝えしておきたいです。

　看護計画を立案した後は、看護計画を実行します。看護計画を実行すると、方法であったり、時間帯であったり、実際に行ったからこその気づきがあります。その気づきを、実施のたびに看護計画に一つずつ反映させていくと、看護計画は自然と具体的で、個別性のあるものになっていきます。

　看護診断後、最初に立てる計画のことを初期計画といいますが、**初期計画の段階では、アセスメントの内容が反映されているほどの具体性があれば**、よいでしょう。

4 看護計画の内容を記録用紙に書く

前項「3. 必要な場合、看護計画の内容を具体的にする」までの内容を、O-P、T-P、E-Pそれぞれ、該当する計画を記入します（**表16**）。

■ 表16　具体化した最終的な看護計画の記載例

看護診断：排泄セルフケア不足

期待される成果：
長期目標：
排泄後、自力でトイレの便座から立ち上がることができる。排泄時、自力でズボンを着脱することができる
短期目標：
1. 6月30日までに、患者が、何度も反動をつけることなく、病室の椅子から自力で立位になることができる
2. 6月30日までに、患者が、看護師の支持のもと、安定した立位でズボンを上げ下げする動作を試みることができる

O-P	T-P	E-P
〈排泄時の状況〉➡ 長期目標に対応 ●排泄環境、および排泄環境の安全性（十分なスペースはあるか、床に水やゴミなどが落ちていないか） ●患者の全身状態、バイタルサイン ●排泄行為の自立度、排泄時の実際の様子（排泄時の動き、表情など）	〈排泄行為の支援〉➡ 長期目標に対応 ●安全に排泄できるよう、トイレ周辺の環境を整える ●トイレまでの移動手段について、患者と相談する（車椅子、または付き添い歩行） ●排泄後、便座からの立ち上がり、ズボンの上げ下げを状況に応じて、患者と相談しながら支援する	〈排泄行為の支援〉➡ 長期目標に対応 ●トイレまで歩行するときには、必ず看護師が付き添うことを説明する。安全に排泄行為ができるよう、調子が悪いときや心配なときは、車椅子で移動することを説明する ●排泄後、便座からの立ち上がり、ズボンの上げ下げにおいては、体調や筋力の回復具合に合わせて進めるとよいため、無理をしないよう説明する。その都度、相談しながら進めていくことを伝える
〈運動・訓練時の様子〉➡ 短期目標1に対応 ●PT（理学療法士）によるリハビリテーション中の患者の様子 ●病室・病棟で行う筋力アップ訓練に対する患者の反応、取り組みの様子、成果 ●1日1回トイレでの立ち上がりの練習に対する患者の反応、実際の様子、成果 ●過度な疲労を感じていないか、負担や苦痛を感じていないか	〈筋力・体力の回復・増強〉➡ 短期目標1に対応 ●病室で可能な筋力アップ訓練について、PT（理学療法士）と相談する ●病室・病棟で可能な筋力アップ訓練を、午前午後1回ずつ実施する →ベッドサイドの椅子でゆっくり足踏み（10回を2セット） →抵抗に対して大腿を持ち上げる（10回を2セット） →起立の練習：左上肢で補助バーをつかみ、立ち上がる（10回を2セット）。起立前に、下肢の位置を確認するよう説明する ●1日1回トイレで実際に、立ち上がる練習をする	〈筋力・体力の回復・増強〉➡ 短期目標1に対応 ●PT（理学療法士）によるリハビリテーションにおいて、相談や要望があれば伝えてほしい旨を伝える。リハビリテーション中に体調が悪くなるようなことがあれば、遠慮せずにPTに伝えるよう説明する ●病室・病棟で可能な筋力アップ訓練の方法と効果について説明する ●訓練の際には、スリッパではなく、靴を着用するように説明する
〈心理状態〉➡ 短期目標2に対応 ●排泄行為自立にまつわる発言や表情、排泄行為自立のための訓練時の発言や表情、訓練への思いなど ●ズボンの上げ下げに必要な動きに関連した、不安定になりにくい姿勢をとる練習への思いや考えなど ●患者のペースで進めることができているか	〈不安の緩和〉➡ 短期目標2に対応 ●転倒への不安について話を聞く。どのようにすると不安を助長させないか尋ね、取り入れる。訓練の成果をどう感じているか、不安の緩和に役立っているかを確認する ●ズボンの上げ下げに必要な動きに関連した、不安定になりにくい姿勢のとり方を、病室で練習する	〈不安の緩和〉➡ 短期目標2に対応 ●意欲をなくしたり、集中できなくなったりするなどの逆効果を生じさせないために、筋力アップのためのさまざまな訓練があるが、疲労や心配事がある場合は、遠慮なく知らせてほしいことを伝える ●倒れにくい安定した姿勢を学び、練習することで、不安定さがなくなることを期待できるが、不安に感じることはがまんせずに伝えてほしい旨を伝える

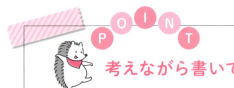

POINT 考えながら書いてもいい？

　期待される成果を設定する段階までを完了していれば、看護計画の記録は、考えながら書くことができます。ひとつ意識しておくとよいのは、目標に対応させた見出し（看護計画内にある＜不安の緩和＞のような見出しのことです）を最初に確認しておくことです。

　こうした見出しがあるだけで、計画の内容は系統的に整理されます。整理の枠組みをもたないまま、思いついた順に書くと、結果として内容が整理されず、あなた自身もあなた以外の人も、計画内容を把握しにくいということが起こります。看護記録は、「誰が見てもわかる」ことが要件でしたね。

　必ずしも下書きが必要なわけではありませんが、ある程度の構成の目途がたってから記録用紙に書き始めると、整理しやすく、できあがりも見やすい記録になります。

指導者のチェックポイント

　指導者は、記録から何を知りたくて、何を見ているのでしょうか。指導者が看護計画の立案でチェックしているのは、

- 看護診断を踏まえた期待される成果になっているか（ずれていないか）
- 期待される成果は、具体的に表現されているか
- 期待される成果を得るための、看護計画になっているか（ずれていないか）

つまり、指導者は

- アセスメントを踏まえた、期待される成果、看護計画になっているか

を見ています。

看護計画の記録用紙を見るときに指導者がズバリ知りたいこと
☐ 看護介入によって、期待される結果は何ですか（患者さんは、どうなるとよいのですか）？
☐ それは、どのような看護介入によって、達成することができますか？

Part 3

実習記録用紙ごとの
書き方の基本とポイント

看護計画実施（SOAPの書き方）

ここでは、看護計画立案後のSOAPを含む計画の実施から評価までの看護過程の展開と記録の書き方についてプロセスに沿って解説していきます。

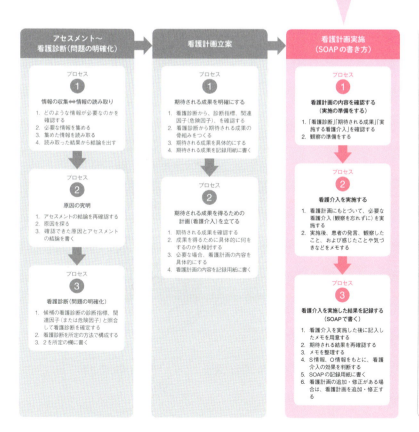

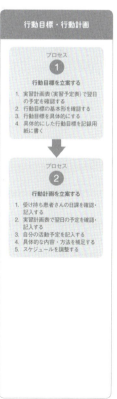

看護計画実施とは

　ここまでのプロセスで、患者さんの看護診断（看護問題）を確定し、確定した看護診断（看護問題）に対して期待される成果を設定し、期待される成果を得るための看護計画を立案しました。ただ、立案した看護計画が、期待される成果を得るための計画として妥当かどうかは、看護計画を立案しただけではわかりません。

　計画実行の目的は、看護診断（看護問題）の解決ですが、ただ実行しっぱなしではなく、実行した後、その効果を判断し、期待される成果（看護診断の解決）を得られる計画であったかを評価する必要があります。

　実行したものの、実行したことの効果を判断する機会がなければ、実行した看護計画が、期待される成果を得るための看護計画であるかどうかを評価することはできないからです。

　看護計画実施から、看護計画評価までの間では、「看護介入の実施」と「評価」を繰り返します。たとえば、看護診断（問題の明確化）の段階で、3つの看護診断が確定したとします。それぞれの看護診断に対して、看護計画を立てます。

　看護計画を立てた後は、**その日の患者さんの状態や状況に合わせて、どの看護計画を優先するかを検討し、必要な看護介入を行います**。

　行った看護介入はそのつど、**期待される成果を得るための看護介入であったかどうか**、**患者さんに合った方法であったかどうかを評価**します。

　必要であれば、**方法を変更**したり、場合によっては**看護介入を追加**したりするなど、適宜看護計画を見直します。これを、設定した評価日まで継続します（図1）。

■ 図1　看護計画実施から看護計画評価までの実際

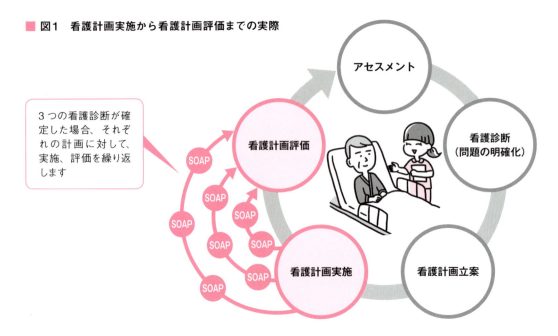

『基本から学ぶ看護過程と看護診断　第7版』（ロザリンダ・アルファロ-ルフィーヴァ著、本郷久美子監訳、医学書院）のなかで、「実施の段階で重要なことは、"アセスメント、再アセスメント、修正、記録"である。介入前に患者をアセスメントし、介入後にただちに患者の反応を見きわめるために再アセスメントを行う。必要に応じてアプローチの修正も行う。最後に、患者の反応を記録し、計画に変更があればそのことも記録に残す」[15]と述べられています。これが、**図1**で示す看護計画実施と、看護計画評価の間にあたります。

　毎回の看護介入の実施を評価するための記録はさまざまですが、本書では、**SOAP形式**の経過記録を取り扱います。

　毎回の看護介入の実施を評価すること（①）、毎回の看護介入を繰り返した後、設定した評価日に看護計画全体を評価すること（②）を区別するために、本書では、毎回の看護介入の実施を評価することを「実施した看護介入の効果を判断する（①）」、看護計画全体を評価することを「看護計画を評価する（②）」と表現することとします。

　「実施した看護介入の効果を判断する」というのは、おもに2つの視点で判断を行います。

> 1. 看護介入が妥当であったかどうか
> 2. 看護介入の方法が適切であったかどうか

　1つめは、実施した看護介入が、期待される成果を得るための計画として妥当であったかどうかを判断する、ということです。看護計画には、何を観察して（O-P）、何をケアして（T-P）、何を指導・説明するのか（E-P）、が整理されています。それらの看護介入のうち実施した内容が、期待される成果を得るための看護介入として妥当であったかどうかを判断します。

　2つめは、実施した方法は適切であったかどうかを判断する、ということです。どんな方法であっても、結果として期待される成果を得ることができれば、それでいいのかというとそうではありません。たとえば、自力で入浴できることを目指して、何かしらの看護介入をしたとき、結果として患者さんが自力で入浴行為を完了することができたとします。ただ、入浴後、疲労が強く着衣ができなかったり、病室に戻った後、食事の時間が来ても疲労が残っているというような方法であった場合、その方法は患者さんに適した方法だったとはいえません。

　上記からSOAPを書くというのは、実施した看護介入に対して、期待される成果を得るための看護介入として妥当であったかどうか、方法は患者さんに合っていたかどうかについて判断した内容を書く、ということです。

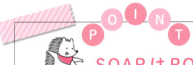

SOAPはPOSの経過記録

　SOAPは、**POS**（problem-oriented system：**問題志向型システム**）による経過記録の記録形式です。「看護過程ではなくて、POS？？」と思うかもしれませんが、看護過程もPOSも問題解決技法のひとつであり、問題を解決する過程は同じです。POSの場合は、問題に志向した方法ですので、"**問題ごとに**"というところが特徴になります。そのため、**問題ごとに記載するのが原則**です。

　SOAP形式の記録は経時記録化しやすいので注意が必要です。経時記録化すると、時間に焦点をあてて、観察された患者さんの状況を時間ごとにSOAPに分けて記載するため、複数の問題に関する情報が混在し、AやPが書けなくなってしまうからです。"経時記録"と"問題ごとにSOAPで書く記録"の違いを理解して、問題ごとにSOAPを書く訓練をしましょう。

看護計画実施～看護介入の効果を判断するプロセス

　看護計画実施から看護介入の効果を判断するプロセスは、大きく3つに分けることができます（**表1**）。

■ 表1　看護計画実施～看護介入の効果を判断する3つのプロセスと目的・概要

プロセス	① 看護計画の内容を確認する （実施の準備をする）	② 看護介入を実施する	③ 看護介入を実施した結果を記録する （SOAPで書く）
目的	期待される成果を得るために意図的な介入をするため	期待される成果を得るため	期待される成果を得るための介入として効果的であったかどうかを判断するため
プロセスの概要	1.「看護診断」「期待される成果」「実施する看護介入」を確認する 2. 観察の準備をする	1. 看護計画にもとづいて、必要な看護介入（観察を忘れずに）を実施する 2. 実施後、患者さんの発言、観察したこと、および感じたことや気づきなどをメモする	1. 看護介入を実施した後に記入したメモを用意する 2. 期待される成果を再確認する 3. メモを整理する 4. S情報、O情報をもとに、看護介入の効果を判断する 5. SOAPの記録用紙に書く 6. 看護計画の追加・修正がある場合は、看護計画を追加・修正する

プロセス① 看護計画の内容を確認する（実施の準備をする）

看護計画の内容を確認するプロセスは次の2つです（**表1-①**）。

1. 「看護診断」「期待される成果」「実施する看護介入」を確認する
2. 観察の準備をする

引き続き、「排泄セルフケア不足」について、プロセスに沿って解説していきます。

1　「看護診断」「期待される成果」「実施する看護介入」を確認する

看護計画の記録用紙上で、看護診断と期待される成果と、実施する看護介入を確認します（**P.71 表16**）。

どの看護診断に対して、どのような成果を得るために何をするのか、目的と実施内容をあわせて確認します。本書のなかで扱う看護計画は1つですが、実際には2つ以上同時に立案したり、実施をしたりすることがあります。その場合も、どの看護診断に対して、何をするのかを実施前に確認します。

●実施前に看護計画を確認する本当の理由

効果的な看護介入をするためです。さらに、効果的な看護介入は、その効果についての適切な判断につながります。そのためには、T-P（治療計画）、E-P（教育・指導計画）だけでなく、**O-P（観察計画）をもとに何を観察するのか**を合わせて確認することがカギになります。

なぜ実施前に看護計画を確認すると、効果的な看護介入や、その効果に対しての適切な判断ができるのでしょうか。それは**目的を意識した「意図的な看護介入」ができるから**です。

看護計画は、看護診断（看護問題）を解決するために何をするのかをまとめたものです。患者さんにまつわる情報を吟味して集めた結果、導き出された看護診断（看護問題）に対して立てられた解決策であるため、実行することで看護診断（看護問題）の解決を期待できます。ただし、看護診断（看護問題）解決のための効果的な看護介入であったかどうかは、効果をはかってみないと判断できません。では、どのようにして効果をはかることができるのかというと、**看護介入前後の患者さんの反応の比較**です。

たとえば、午前中に水分を500mL摂取する必要のある患者さんがいたとします。必要量をなかなか摂取できず、看護介入することとなりました。そこで、患者さんに500mL水分をとって

もらうために、T-P（治療計画）・E-P（教育・指導計画）を行った結果、朝渡した500mLの水が入ったボトルが空になっていたとしたら、行ったT-P（治療計画）・E-P（教育・指導計画）は目的に適う看護介入だったといえます。しかし、患者さんがどれほど水分を摂取したのか確認しなかったとしたら、T-P（治療計画）・E-P（教育・指導計画）の効果ははかれません。

　看護計画は、立てっぱなしでも、やりっぱなしでも意味がありません。実施した看護介入の効果を判断するには、看護介入を実施した後の、患者さんの反応を把握する必要があります。そのためには、看護介入の効果を判断するための情報は何かを理解していて、かつその情報を集める、ということをしなければなりません。「看護介入の効果を判断するための情報」は、さてこれから判断するぞというときになって、新たに考えるものではありません。すでに看護計画の「O-P（観察計画）」のなかにそろっていることが前提です。

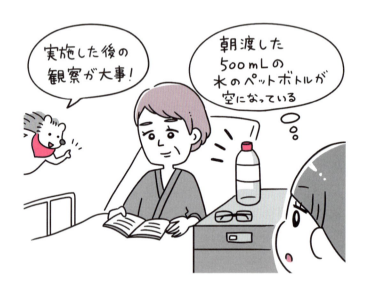

　効果的な看護介入は、看護診断（看護問題）解決のために意図的な看護介入をするということです。たとえば、感染を起こす可能性があるとして、感染予防のための看護計画を立てたとします。看護計画の1つとして、全身清拭をあげたとき、全身清拭の第一義的な目的は感染を予防することになります。この場合、感染予防のための全身清拭ができているかどうかを判断するための観察が必要になります。全身清拭を終えた後、確認できているのが「患者さんが気持ちよさそうにしていた」という情報だけだった場合、実施した全身清拭が感染予防の看護介入として妥当であったかどうかを判断できないのです。

　実施した看護介入の効果を適切に判断するというのは、意図的に集めた情報（判断材料）をもとに、看護介入の効果をはかるということです。そのためには、判断に必要な情報をそろえる必要があります。情報が「集まる」のではなく、意図的に「集める」という点がポイントです。
　これらのことは、準備があってこそ可能です。くれぐれも、目的なく看護計画を実施することにならないよう注意しましょう。

2 観察の準備をする

　看護計画の記録用紙上（**P.71 表16**）で確認した観察事項をもとに観察の準備をします。看護計画のO-P（観察計画）に書いた観察項目のうち、**実施する看護介入に対応する観察項目を確認**します。

　すでに看護計画で観察項目を確認しているのに、これ以上何を準備するのかと思われるかもしれません。ここでいう"観察の準備"というのは、**意図的に観察すること**、および意図的に観察したことを**看護介入の効果を判断するためにもらさず活用できること**をねらいとしたものです。**メモ帳を使って準備する方法**を紹介します。

　メモ帳を使って準備するといっても、何も特別なことはありません。これから観察して集めようと思っている情報について、メモ帳に書き出すという、シンプルな方法です。なぜメモ帳に書き出すとよいのか、理由は2つあります。1つめは、看護計画のなかに書かれている数ある観察項目のなかから、これから実施する看護介入に関連した観察項目だけを、一目で確認できるからです。2つめは、看護介入を実施した後に、結果だけを書き込むことができるためです。看護介入を実施した後、メモ帳に書き留めておきたいことは1つではありません。いくつも書くことがあるとなると、書く手間はできるだけ少ないほうがよいです。

　今回は、**図2**のようにメモ帳を準備しました。

■ 図2　メモ帳の準備の一例

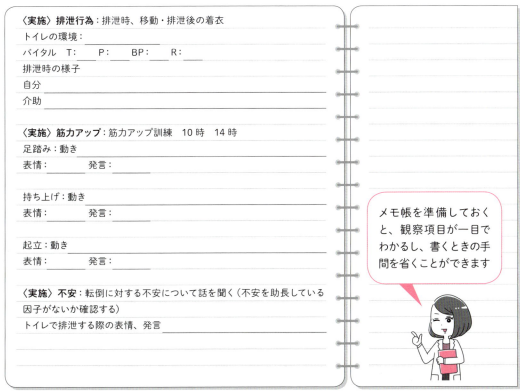

メモ帳を準備しておくと、観察項目が一目でわかるし、書くときの手間を省くことができます

プロセス② 看護介入を実施する

　実施する看護介入を確認したら、実施する時間帯、場所、使用する物品、方法などを確認して、患者さんの状態・状況に合わせて看護計画を実施することになりますが、本書では、「看護計画を実施する」ことのうちの、**看護介入を実施した後の記録を書くことに関係のある事柄**を優先的に扱うこととします。

　看護介入を実施するプロセスは次の２つです（**P.76表1-②**）。

> 1．看護計画にもとづいて、必要な看護介入（観察を忘れずに）を実施する
> 2．実施後、患者さんの発言、観察したこと、および感じたことや気づきなどをメモする

　引き続き、「排泄セルフケア不足」について、プロセスに沿って解説していきます。

1　看護計画にもとづいて、必要な看護介入を実施する

　看護介入を実施するなかで、**看護介入の効果を判断するのに必要なＳ情報と、Ｏ情報を集めます**（必要な情報を集めるために、意図的に観察します）。

　わざわざ、情報を集めることを取り上げたのは、「1．看護計画の内容を確認する」の項で述べたとおりです。患者さんに援助をすることに慣れていないと、援助をしている自分の手元や動きに目線が集中してしまいがちです。観察するつもりのこともなかなか観察できなかったりするものです。観察というのは、意識して観るということであって、自然に視界に入るものを見ることを指していません。

　看護介入の効果の判断に必要な情報を集めるためには、観察の技術も必要ですが、それ以前に「何を観察するのか」を明確にしておくと、必要な情報を集めやすくなります。看護介入の効果の判断に必要な情報は、SOAPを書くときに必要な情報になります。

2　実施後、患者さんの発言、観察したこと、および感じたことや気づきなどをメモする

　実施したことと、その結果や気づいたことなどをセットにしてメモしておきます。

　可能な限り、**実施直後に書きましょう**。後になって時間のあるときにまとめて書こうと思っても、思い出せないことも多いです。記憶に新しいうちに、実施した結果をメモ帳に控えておきましょう。あなた専用のメモですので、専門用語でなくとも、きれいでなくとも構いません。何が書かれているのかさえわかれば十分です。

　大事なことは、**「何を行って、それに対して患者さんはどのように反応したのか」という結果を残す**ことです。今回、看護計画のなかから、実施する看護介入を確認して実施した後、実施し

た結果を**図3**のようにメモしました（赤文字が実施後に書いたメモです）。

このメモを頼りに、SOAPを書きます。メモする際にはできるだけ**時間をかけすぎない**ように、**自分専用の略語や印や色使いなどのルールを決めておく**とよいでしょう。

■ **図3　看護介入実施後のメモの一例**

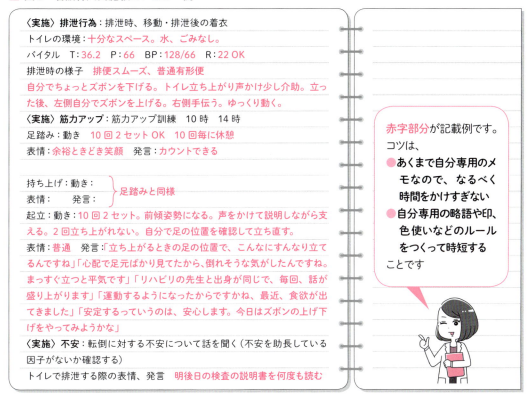

プロセス③　看護介入を実施した結果を記録する

看護介入を実施した結果を記録するプロセスは次の6つです（**P.76表1-③**）。

1. 看護介入を実施した後に記入したメモを用意する
2. 期待される成果を再確認する
3. メモを整理する
4. S情報、O情報をもとに、看護介入の効果を判断する
5. SOAPの記録用紙に書く
6. 看護計画の追加・修正がある場合は、看護計画を追加・修正する

引き続き、「排泄セルフケア不足」について、プロセスに沿って解説していきます。

SOAPは経過記録のひとつで、看護診断（看護問題）ごとに、SOAPで経過を書くという約束があります。ある看護診断（看護問題）に対して設定された、期待される成果を得るための看護介入ができたかどうかを、SOAPで記録します（**表2**）。

■ 表2　SOAP

S	Subjective data 主観的データ	患者さんの訴え、自覚症状など（主訴） 例：「頭が痛い」
O	Objective data 客観的データ	医療者が観察から得た情報 例：血圧126/72mmHg
A	Assessment 分析	SとOから患者さんの状態をアセスメントし、看護介入が効果的であったか判断する
P	Plan 計画	Aの結果、計画続行なのか、必要な場合、計画を追加・修正するのかを記載する

> SOAPとは、S（主観的データ）、O（客観的データ）、A（分析）、P（計画）を意味しています。S情報とO情報をもとに、患者さんの状態をアセスメントし実施した看護介入を評価（A）して、必要な場合、看護計画を追加・修正（P）します

1　看護介入を実施した後に記入したメモを用意する

　SOAP記載の元になる「プロセス②　看護介入を実施する」の「2．実施後、患者さんの発言、観察したこと、および感じたことや気づきなどをメモする」で作成したメモを手元に用意します（**P.81図3**）。

2　期待される成果を再確認する

　SOAPを書く記録用紙で期待される成果を再確認します（**表3**）。SOAPを書くときに、最初に期待される成果を確認するのは、分析の視点を確認するためです。これによって、実施した看護介入の効果を判断することができます。

■ 表3　SOAPを書く記録用紙の一例

> まず期待される成果を再確認する

看護診断：排泄セルフケア不足
期待される成果： **長期目標：** 排泄後、自力でトイレの便座から立ち上がることができる。排泄時、自力でズボンを着脱することができる **短期目標：** 1. 6月30日までに、患者が、何度も反動をつけることなく、病室の椅子から自力で立位になることができる 2. 6月30日までに、患者が、看護師の支持のもと、安定した立位でズボンを上げ下げする動作を試みることができる
日付を書く
SOAPを書く

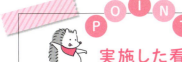

実施した看護介入の効果の判断とは？

●視点①

1つは、実施した看護介入が、**期待される成果を得るために効果的であったかどうか**を判断することです。看護計画に含まれる、T-P（治療計画）・E-P（教育・指導計画）はすべて、看護診断（看護問題）が生じていることに関係している因子（関連因子）を減らしたり、なくしたりするための内容になっています。ということは、実施した看護介入によって**関連因子が減ったり、なくなったりしたかどうかを確認する**ことで、実施した看護介入の効果をはかることができるのです（図4）。

関連因子が減ったり、なくなったりしたのかどうかを確認するためには情報が必要です。その情報が、S情報であり、O情報であり、看護計画のO-P（観察計画）に整理されている項目です。

今回の事例の場合、排泄セルフケア不足の状態になっている原因（関連因子）として、「筋力・体力が低下していること」、「不安があること」をあげました。これらの因子が、今回の看護介入によって減ったかどうかを確認します。

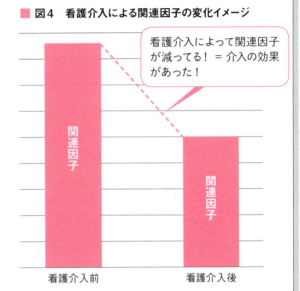

■ 図4　看護介入による関連因子の変化イメージ

●視点②

もう1つは、看護介入の**方法が適切であったかどうか**について判断することです。患者さんの状態や状況に合わせて実施ができたかどうかを判断します。おもに、**安全で安楽、自立を考慮した方法であったか**という視点で確認します。

3　メモを整理する

1）メモした内容を見直して、SOAPに必要な内容を確認する

「排泄セルフケア不足」に関係のあることだけを抜き出します。まずは、気づいた範囲で、期待される成果をはかることと関係がなさそうなものを外します（今回はマーカー部分を外します：P.84 図5）。

■ 図5　看護介入実施後のメモを整理する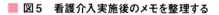

```
〈実施〉排泄行為：排泄時、移動・排泄後の着衣
トイレの環境：十分なスペース。水、ごみなし。
バイタル　T：36.2　P：66　BP：128/66　R：22　OK
排泄時の様子　排便スムーズ、普通有形便
自分でちょっとズボンを下げる。トイレ立ち上がり声かけ少し介助。立った後、左側自分でズボンを上げる。右側手伝う。ゆっくり動く。
〈実施〉筋力アップ：筋力アップ訓練　10時　14時
足踏み：動き　10回2セットOK　10回毎に休憩
表情：余裕ときどき笑顔　発言：カウントできる

持ち上げ：動き：
表情：　　発言：  　　　足踏みと同様

起立：動き：10回2セット。前傾姿勢になる。声をかけて説明しながら支える。2回立ち上がれない。自分で足の位置を確認して立ち直す。
表情：普通　発言：「立ち上がるときの足の位置で、こんなにすんなり立てるんですね」「心配で足元ばかり見てたから、倒れそうな気がしたんですね。まっすぐ立つと平気です」「リハビリの先生と出身が同じで、毎回、話が盛り上がります」「運動するようになったからですかね、最近、食欲が出てきました」「安定するっていうのは、安心します。今日はズボンの上げ下げをやってみようかな」
〈実施〉不安：転倒に対する不安について話を聞く（不安を助長している因子がないか確認する）
トイレで排泄する際の表情、発言　明後日の検査の説明書を何度も読む
```

メモをとるときの考え方

看護介入を実施した後、できる限りその直後にメモを控えます。この段階では、頭に残っているものをメモ帳に書き写すというイメージです。書くことを丁寧に選別するというよりは、とにかく忘れる前に書いておきたいです。そのため、場合によっては、関係のないものも含まれてしまうことがあるかもしれませんが、問題ありません。この段階で、頭に残っているものを書き出したメモを、SOAPを書くために整理していきます。メモを見直したときに、必要ないものは外すことができます。ただ、メモにないものを後で思い出すのは大変です。という理由で、まずはいる、いらないということを気にせず、事前に記入した項目以外のことでも、観察できたことはメモ帳に書き残しておくとよいでしょう。

まずは、看護介入の効果を判断することと関係のない情報（マーカー部分）を外しました

2）メモをもとに、S、Oを整理する

メモした内容をもとに、実施した看護介入の効果を判断するのに必要なS情報と、O情報を整理します。SOAPを書くための準備です。

S情報は、**患者さんの発言をそのまま扱います**。

```
S：
「立ち上がるときの足の位置で、こんなにすんなり立てるんですね」「心配で足元ばかり見てたから、倒れそうな気がしたんですね。まっすぐ立つと平気です」「安定するっていうのは、安心します。今日はズボン上げ下げをやってみようかな」
```

O情報は、**看護介入による患者さんの反応**です。**観察したこと**、**診察したこと**などのほかに、**実施したこと**もOに含めてよいとされています。

```
O：
〈実施〉排泄行為：
トイレの環境：十分なスペース。水、ごみなし。
バイタル　T：36.2　P：66　BP：128/66　R：22　OK
```

> 排泄時の様子：
> 自分でちょっとズボンを下げる。トイレ立ち上がり声かけ少し介助。立った後、左側自分でズボンを上げる。右側手伝う。ゆっくり動く。
> **〈実施〉筋力アップ：** 筋力アップ訓練　10時　14時
> 足踏み：動き　10回2セットOK　10回毎に休憩
> 表情：余裕ときどき笑顔　発言：カウントできる
> 持ち上げ：動き：　｝足踏みと同様
> 表情：　発言：　
> 起立：動き：10回2セット。前傾姿勢になる。声をかけて説明しながら支える。2回立ち上がれない。自分で足の位置を確認して立ち直す。
> 表情：普通

4　S情報、O情報をもとに、看護介入の効果を判断する

　S情報、O情報をもとに、実施した看護介入の効果を2つの視点（P.83 POINT 参照）で判断します。判断の結果は、SOAPのAになります。

●視点①による判断

　1つめは、期待される成果を得るための看護介入として効果的であったかどうか、という視点です。今回の看護介入「前」のS情報・O情報と、看護介入を実施した「後」のS情報・O情報を比較して、関連因子がどのように変化したのか、または変化しなかったのかを確認します。

　実施した看護介入によって、排泄セルフケア不足の関連因子が減った、なくなったと判断できる場合、実施した看護介入は、期待される成果を得るために効果的であったといえます。前回の看護介入を実施した際の情報を用意して、看護介入前後のS情報、O情報をこのように比較してみました（P.86表4）。
　〈筋力・体力の低下〉という関連因子を減らしたり、なくしたりするために、筋力・体力を回復・増強する運動を行った結果と、〈倒れてしまうかもしれないという不安〉を減らしたり、なくしたりするために、患者さんのペースに合わせて運動を行い、不安に関する話を聞くようにした結果の前後を比較しました。

　ここでは、比較をしやすくするために表を用いて解説をしていますが、必ず表を使わなければいけないということではありません。情報の比較ができることがねらいです。前回の看護介入の実施を記したSOAPの記録用紙と、今回の看護介入実施後のメモを並べて見てもよいですし、比較がしやすいようなあなた専用の用紙やメモをつくってもよいと思います。大事なことは、実施した看護介入の効果をはかるために、**看護介入を実施する前のS情報とO情報、看護介入を実施した後のS情報とO情報を比較する、変化を確認する**ことです。

表4　看護介入前後の関連因子の比較

- 「足踏み、持ち上げ」運動に関しては、前回は1セット10回を行うときに途中で休憩が必要でしたが、今回は1セット10回を休憩なしで行うことができました
- ほかにも、運動中に笑顔が見られるという変化もありました

	前回の看護介入時 （今回の介入前）	今回の看護介入による反応	比較の結果
①筋力・体力の低下	「前は、反動をつけて立ち上がろうとしてました。少しずつ力がついてる気がします」 〈足踏み〉 10回2セット 5回毎に休憩 表情普通 カウントする 〈持ち上げ〉 10回2セット 5回毎に休憩 表情普通 カウントする 〈起立〉 10回2セット 4回やり直し 足の位置を一緒に確認する。ときどき、前傾姿勢になる。支持して修正	「立ち上がるときの足の位置で、こんなにすんなり立てるんですね」 〈足踏み〉 10回2セット 10回毎に休憩 表情笑顔 カウントする 〈持ち上げ〉 10回2セット 10回毎に休憩 表情笑顔 カウントする 〈起立〉 10回2セット 2回やり直し 足の位置を自分で確認する。前傾姿勢に対し支持して修正	前回に比べて「すんなり」立てるようになっている 〈足踏み、持ち上げ〉 休憩までの間隔が長くなっていること、練習中に笑顔が見られるなどの変化があった→ ● 筋力がアップしている ● 方法は患者さんに合っている 〈起立〉 やり直しの回数が減っていること、やり直しの際、自分で足の位置を確認できるようになっているなどの変化があった→ ● 筋力がアップしている ● 安全な起立の方法を習得できつつある 前傾姿勢になることがある。前回と変わらず→ 維持
②倒れてしまうかもしれないという不安	「もう少し力がつけば、安定するかな。前は、倒れそうで本当に心配だったんですけど、ちょっとできそうな気がしてきました。何事も練習ですね」	● 自分でちょっとズボン上げ下げ 「安定するっていうのは、安心します。今日はズボンの上げ下げをやってみようかな」 ●「心配で足元ばかり見てたから、倒れそうな気がしたんですね。まっすぐ立つと平気です」	● 前回までは介助で行っていたが、今回は部分的に自分でやってみることができた。どうなると不安がなくなるのかを確認できた

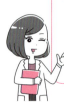

- 安心という言葉が聞かれたり、実際に自分でやってみようとしたりする変化が見られました

- 前回は、一度で立ち上がれないことが4回ほどありましたが、今回は2回に減っています
- 前回は立ち上がれなかった際に、自分で足の位置を整え直すことができず指導が必要でしたが、今回は前回の指導を思い出し自分で足の位置を整えることができました
- 前回と変わらず前傾姿勢になることがありました

SOAPのAにおいて、「看護介入は効果的であった」と判断する場合も「看護介入は効果的ではなかった」と判断する場合も、その理由が必要です。この場合の「理由」にあたるのが、比較の結果になります。「感覚だけ」で、実施した看護介入の効果をはからないことが重要です。

■ 図6　関連因子の変化によって看護介入の効果をはかるイメージ

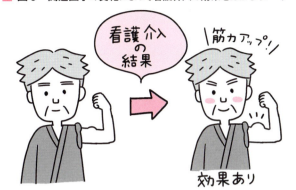

●視点②による判断

2つめは、実施した看護介入は、患者さんに合った方法であったか、という視点です。今回の看護介入時のS情報とO情報から、安全で安楽な方法であったか、自立を考慮した方法であったかについて確認します。

前述したとおり、運動の効果が出ていることも、患者さんに合った方法であることを証明できる1つの因子であるといえます。

ほかにも、トイレ周辺において十分なスペースがあること、床に水やゴミなどが落ちていないことを確認したことで、患者さんが排泄行為をするうえでの環境における安全を確保できたといえます。

また、バイタルサインを測定し、普段と変わりがないことを確認したうえで運動をすると判断したことも、安全を確保するための看護介入だといえます。

さらに、運動において患者さんの笑顔が見られたこと、自分でやってみようという患者さんの気持ちの変化が見られたことなどから、患者さんに合わせた方法で看護介入ができていると判断できるでしょう。

こうして、S情報とO情報を読み取った結果が、SOAPの「A：アセスメント」になります。看護介入を実施した後、SOAPのAでは、何を分析するのかを理解できると、そのために必要な情報は何で、必要ではない情報は何かを区別できるようになります。

5　SOAPの記録用紙に書く

S：患者さんの発言
O：実施したこと、観察したことなど
A：看護介入の効果についての判断
P：プランの続行、追加、変更など

について、記録用紙に記入します。

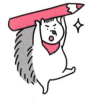

看護介入を実施した際に確認したS情報とO情報、それらをもとに看護介入前と比較した結果（A）、および比較した結果から導き出されたプラン（P）を、記録用紙に書きます。

メモの内容をそのまま書き写すと、**表5**のようになりますが、この内容を、**記録を書くときのルールを守って書き換える**必要があります。ひとつずつ確認していきましょう。

■ **表5　SOAPの書き方①：メモの内容をそのまま書き写したもの**

看護診断：排泄セルフケア不足
期待される成果： **長期目標：** 排泄後、自力でトイレの便座から立ち上がることができる。排泄時、自力でズボンを着脱することができる **短期目標：** 1. 6月30日までに、患者が、何度も反動をつけることなく、病室の椅子から自力で立位になることができる 2. 6月30日までに、患者が、看護師の支持のもと、安定した立位でズボンを上げ下げする動作を試みることができる
6月○日
S：「立ち上がるときの足の位置で、こんなにすんなり立てるんですね」「心配で足元ばかり見てたから、倒れそうな気がしたんですね。まっすぐ立つと平気です」「安定するっていうのは、安心します。今日はズボンの上げ下げをやってみようかな」 O：T：36.2　P：66　BP：128/66　R：22 OK 筋力アップ訓練 足踏み：動き：10回2セットOK　10回毎に休憩　表情：余裕ときどき笑顔　発言：カウントできる 持ち上げ：動き：10回2セットOK　10回毎に休憩　表情：余裕ときどき笑顔　発言：カウントできる 起立：動き：10回2セット。前傾姿勢になる。声をかけて説明しながら支える。2回立ち上がれない。自分で足の位置を確認して立ち直す。　表情：普通 排泄時の様子 自分でちょっとズボンを下げる。トイレ立ち上がり声かけ少し介助。立った後、左側自分でズボンを上げる。右側手伝う。ゆっくり動く。 A：筋力アップ訓練のための看護介入は効果的であったかどうか。不安緩和のための看護介入は効果的であったかどうか。それぞれ、方法は患者に合っていたかどうか P：計画は続行するのか、終了するのか。続行する場合、追加や修正はあるのか

1）S情報を書き換える

S情報は、患者さんの発言をそのまま書きます。O情報との関連がわかるように、ここではそれぞれのS情報に番号をつけています。

■ **表6　SOAPの書き方②：S情報をルールに従って書き換える**

S：S1「立ち上がるときの足の位置で、こんなにすんなり立てるんですね」、S2「心配で足元ばかり見てたから、倒れそうな気がしたんですね。まっすぐ立つと平気です」、S3「安定するっていうのは、安心します。今日はズボンの上げ下げをやってみようかな」

2）O情報を書き換える

O情報を、「看護が見える」「誰が見てもわかる」記録になるように、**表7**のように書き換えました。

> バイタルサインの値について、略語を使わず、単位を示しています

■ 表7　SOAPの書き方③：O情報をルールに従って書き換える

> O：体温：36.2度　脈拍：66回/分（規則的）　血圧：128/66mmHg　呼吸：22回/分（安静時）
>
> 10時と14時に筋力アップのための運動を実施した。ベッドサイドの椅子に座りなおし、足踏み運動10回1セットを2セット、大腿の挙上運動10回1セットを2セット、それぞれ10回毎に休憩を入れて行った。運動中、回数を数えたり、笑顔が見られたりした。
>
> 起立の練習10回1セットを2セット行った。立ち上がった後に前傾姿勢になることがあり、声をかけ、患者自身が上体を起こす際に上体を支持した。姿勢を改善した後、S2が聞かれた。一度で立ち上がれずにやり直すことが2回あったが、患者自身で足の位置を確認し、やり直すことができた。合わせてS1が聞かれた。
>
> S3が聞かれたため、患者と相談し、排泄時に患者自身でズボンを上げ下げすることとした。トイレでの排泄時、立位で健側のズボンを下げる。排泄後、立ち上がる前に健側でズボンをたぐり寄せ、立ち上がりを介助した後、健側である左側は患者自身でズボンを整える。患側の着衣は看護師が介助した。

> おもに、実施した運動の内容とそのときの患者さんの様子がわかるように表現しました。「何を実施して、その結果としての患者さんの反応は、どのようであったのか」を示すことが重要です。患者さんの様子については、観察したことのほかに、S情報も対応させました。また、「大腿、健側、患側」など専門用語を使っています。時間は24時間で表記します。今回は、「10時と14時」としていますが、10時の内容と14時の内容を別にしてもよいです

3）Aを書く

Aには、看護介入前後のS情報・O情報を比較した結果から、看護介入の効果について判断した内容を書きます。

Aで述べる内容は、実施した看護介入が効果的であったかどうかという判断と、そのように判断した理由です（**表8**）。実施した看護介入が効果的であったかどうかの判断については、「4．S情報、O情報をもとに、看護介入の効果を判断する」（**P.85**）で説明したとおりで、2つの視点がありました。

なお、OとAが混ざってしまうときの対処法については、**Part4**（**P.125**）で紹介しています。

■ 表8　SOAPの書き方④：Aをルールに従って書く

> A：
> 足踏み運動、大腿の挙上運動に関して、前回と比べて休憩までの間隔が長くなっていること、笑顔が見られたり、数を数えたりする余裕も認められるという変化から、運動の効果を確認できる。また、起立の練習に関して、やり直しの回数が減っていること、やり直しが必要な場合であっても、患者自身で改善ができることなどから、起立の練習の効果を確認できる。起立の練習においては、前傾姿勢を改善することによる安定感を体感できたことが、不安の緩和につながったといえる。

（P.90へつづく）

(表8つづき)

方法に関して、バイタルサインを確認後に運動したことは、患者の安全を確保するための介入として効果的であったと考える。ほかに支援の程度について、患者と相談しながら決めていることも、患者の安楽や安全につながっていると考える。

■ 表9　SOAPの書き方⑤：Pをルールに従って書く

S：S1「立ち上がるときの足の位置で、こんなにすんなり立てるんですね」、S2「心配で足元ばかり見てたから、倒れそうな気がしたんですね。まっすぐ立つと平気です」、S3「安定するっていうのは、安心します。今日はズボンの上げ下げをやってみようかな」

O：体温：36.2度　脈拍：66回/分（規則的）　血圧：128/66mmHg　呼吸：22回/分（安静時）

10時と14時に筋力アップのための運動を実施した。ベッドサイドの椅子に座りなおし、足踏み運動10回1セットを2セット、大腿の挙上運動10回1セットを2セット、それぞれ10回毎に休憩を入れて行った。運動中、回数を数えたり、笑顔が見られたりした。

起立の練習10回1セットを2セット行った。立ち上がった後に前傾姿勢になることがあり、声をかけ、患者自身が上体を起こす際に上体を支持した。姿勢を改善した後、S2が聞かれた。一度で立ち上がれずにやり直すことが2回あったが、患者自身で足の位置を確認し、やり直すことができた。合わせてS1が聞かれた。

S3が聞かれたため、患者と相談し、排泄後に患者自身でズボンを上げ下げすることとした。トイレでの排泄時、立位で健側のズボンを下げる。排泄後、立ち上がる前に健側でズボンをたぐり寄せ、立ち上がりを介助した後、健側である左側は患者自身でズボンを整える。患側の着衣は看護師が介助した。

A：
足踏み運動、大腿の挙上運動に関して、前回と比べて休憩までの間隔が長くなっていること、笑顔が見られたり、数を数えたりする余裕も認められるという変化から、運動の効果を確認できる。また、起立の練習に関して、やり直しの回数が減っていること、やり直しが必要な場合であっても、患者自身で改善ができることなどから、起立の練習の効果を確認できる。起立の練習においては、前傾姿勢を改善することによる安定感を体感できたことが、不安の緩和につながったといえる。

方法に関して、バイタルサインを確認後に運動したことは、患者の安全を確保するための介入として効果的であったと考える。ほかに支援の程度について、患者と相談しながら決めていることも、患者の安楽や安全につながっていると考える。

P：排泄後のズボンの上げ下げへの不安が軽減しているため、ベッドサイドでの運動の際に、ズボンの上げ下げの動作を追加する。

　今回「筋力アップ」に焦点をあててアセスメントをしていますが、「トイレの環境」に関する情報をもとに、「安全な排泄環境を整えた」ことが、不安を助長しない援助となったというアセスメントも考えられますね。

4) Pを書く

　Pには、Aの内容をもとに、看護計画に追加や修正がある場合はその旨を書きます（**表9**）。とくに追加や修正の必要がない場合で、看護計画を継続する場合は、「計画続行」と示すことが一般的です。

　看護計画で扱っている項目に変わりはないけれど、看護介入を実施したことで、方法の改善

点が見つかることがあります。その場合も、何の方法をどのように変更するのかについてPで述べておきましょう。この繰り返しによって、看護計画は、さらに患者さんに合った、個別性のある看護計画に改善されていきます。

6　看護計画の追加や修正が必要な場合は、看護計画を追加・修正する

看護計画の記録用紙に、追加内容や修正内容を書きます。

実施した看護介入の効果を判断した際に、看護計画の追加や修正があるという結論になった場合、看護計画の記録用紙上で追加や修正をします。

新たに計画を追加する必要がある場合は、新しく項目を設けて記録用紙に必要事項を書きます。変更が必要な場合、変更内容を記述した後、元の内容を取り消し線で示します（消しゴムや修正ペンなどは使用しません）。終了した内容、取り消しになった内容などは、そのままにせず取り消し線を使うことで、最新の看護計画の内容を確認することができます。

看護計画実施の段階には、「立案した看護計画のうち、本日必要な看護介入を実施して、実施した看護介入の効果を判断して、その内容をSOAPで記録する。さらに、必要な場合、看護計画の追加や修正をする」ことまでを含みます。

POINT　看護計画実施とSOAPの関係

紙上患者事例で看護過程を展開するとき、学校によって、看護計画立案までが課題になっていたりして、クラスメイトや模擬患者に対して看護計画を実施したり、用意された情報でSOAPを書いたりと、本番さながらの「看護計画実施」を経験できる機会は少ないかもしれません。

経験のないことというのは、イメージするのが難しいものです。ただ、看護計画実施について理解しないまま、SOAPを書くことはできません。SOAPは、書き方がわかれば書けるものではありません。SOAPを書く目的を理解したうえで、意図的な看護介入をすることでSOAPに必要な準備が整うからです。

SOAPを書くというときになって、SOAPの書き方を学び直すときには、「書く」ことに関する部分だけでなく、看護計画を実施するところから見直してほしいと思います。

> 指導者のチェックポイント

　指導者は、記録から何を知りたくて、何を見ているのでしょうか。指導者が看護計画実施でチェックしているのは、

- **看護診断ごとに書いているか（関連するS、O、A、Pになっているか）**
- **S、O、A、Pが混ざっていないか**
- **Aは、実施した看護介入の効果を判断した結果になっているか（期待される成果を得るための看護介入であったか、方法は適切であったか）**
- **Pの内容は、看護計画に反映されているか**

つまり、指導者は

- **看護介入の効果を判断する内容になっているか**

を見ています。

SOAPを見るときに指導者がズバリ知りたいこと
□ 実施した看護介入は効果的でしたか？
□ それは、どのような情報をもとに判断しましたか？

Part 3

行動目標・行動計画立案

実習記録用紙ごとの書き方の基本とポイント

ここでは、看護過程の展開自体の記録とは異なりますが、患者さんを受け持った実習初日から毎日書く行動目標・行動計画の書き方について看護過程の展開の記録との関連も踏まえながらプロセスに沿って解説していきます。

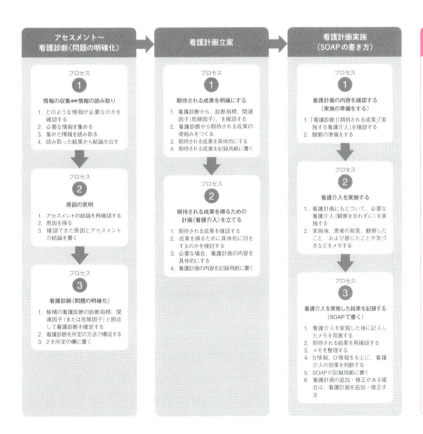

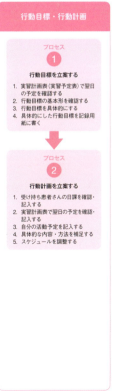

行動目標・行動計画

プロセス 1
行動目標を立案する

1. 実習計画表(実習予定表)で翌日の予定を確認する
2. 行動目標の基本形を確認する
3. 行動目標を具体的にする
4. 具体的にした行動目標を記録用紙に書く

プロセス 2
行動計画を立案する

1. 受け持ち患者さんの日課を確認・記入する
2. 実習計画表で翌日の予定を確認・記入する
3. 自分の活動予定を記入する
4. 具体的な内容・方法を補足する
5. スケジュールを調整する

毎日の行動目標・行動計画のプロセスを学ぶ前に

　行動目標・行動計画はどのように立てるのかについて学ぶ前に、実習における行動目標・行動計画の位置づけを確認しておきましょう（**図1**）。

▶ 実習目標と行動目標の関係

日々の行動目標達成を積み重ねた先に、実習目標の達成がある

　実習目標というのは、**その実習における到達地点として設定されたゴール**のことです。患者さんに適切な援助ができることや、チームの一員としての役割を果たすこと、主体的に実習に臨むことなど、実習目標には知識や技術に関することから、姿勢や態度に関することまでが含まれます。これらの実習目標を達成するための**日々のゴール**が**行動目標**です。行動目標は、実習中毎日設定するものですが、日ごとにバラバラに独立しているわけではありません。日々の行動目標の達成の積み重ねが、実習目標の達成につながります。

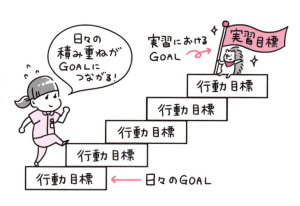

▶ 実習目標と期待される成果（看護目標）の関係

「期待される成果（看護目標）を達成すること」は、実習目標のうちのひとつ

　実習目標とひとくちにいっても、実際に設定されている実習目標の中身はさまざまです。そのうちのひとつに「**期待される成果を達成する**」という実習目標があります。

　目標という言葉が重なっていてわかりにくいかもしれませんが、期待される成果を達成するというのは、看護過程を展開する実習において、看護診断（看護問題）を解決・改善するための看護ができる、ということです。

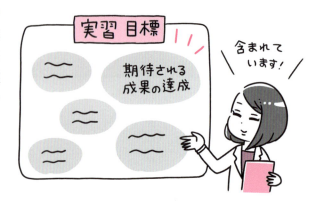

期待される成果（看護目標）・看護計画（看護介入）と行動目標の関係

日々の行動目標達成を積み重ねた先に、期待される成果（看護目標）の達成がある

看護過程を展開する実習では、看護診断（問題の明確化）までの内容をもとに、期待される成果を設定し、看護計画（看護介入）を立案します。看護計画を立案して以降は、期待される成果の達成を目指して、立案した看護計画を実行します。期待される成果を含む、実習目標を達成するために、日ごとに設定する本日の到達地点が行動目標になります。

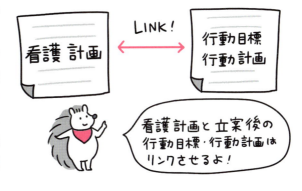

行動目標と行動計画の関係

その日の行動目標を達成するための計画が、行動計画

その日の行動目標を達成するために、**具体的に何をするのか、どのようなスケジュールで行うのか**を示したものが**行動計画**です。何をするのかということ以外に、いつ、どのような時間配分で行うのかというスケジュールを立てることが特徴です。

■ 図1　実習目標、期待される成果・看護計画、行動目標・行動計画の関係

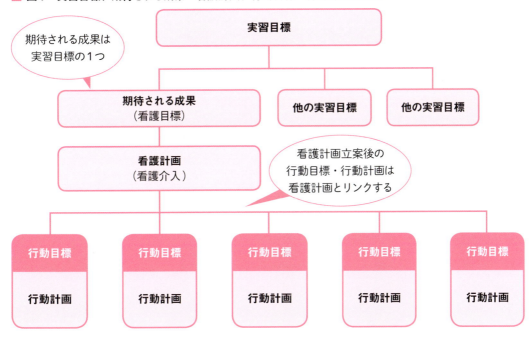

行動目標・行動計画とは

前述の位置づけを踏まえて、行動目標・行動計画とは何かを説明すると次のようになります。

●行動目標とは

期待される成果（看護目標）を含む、実習目標を達成するための本日の到達地点です。期待される成果（看護目標）を含む、実習目標を達成するために、本日何をするのかを示すものになります。

行動目標を日々設定するのは、実習目標および期待される成果を達成するために、主体的に、計画的に、日々の実習に取り組むことがねらいです。目標を立てて取り組むことで、1日の実習を評価しやすくなります。

行動目標は、「〜という行動をする」という形で表現することが一般的です。

確定した看護診断（看護問題）が2つ以上ある場合は、当日の対象の状態や状況に合わせて、実行する看護計画の優先順位を検討します。

●行動計画とは

期待される成果を含む、実習目標を達成するための**本日の到達地点に到達するための計画およびスケジュール**です。そのために、具体的に何をするのか、それらをいつ、どのような順番で、どのような時間配分で行うのかなど、患者さんの日課や当日の予定などを考慮したうえで、必要な看護介入を実施するためのスケジュールを示したものになります。

何を、どのようなスケジュールで行うのかを明確にすることで、

- ●1日の実習をシミュレーションできる
- ●計画という軸があることで必要時に軌道修正しやすい
- ●行動計画を共有できることで効果的に実習するためのアドバイスを指導者からもらえる

というメリットがあります。

次からプロセスに沿って具体的に解説していきますが、本書では看護過程を展開する実習において、翌日の行動目標・行動計画を立てる場合を扱います。ここで使用する行動計画用紙を**表1**に示します。

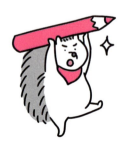

■ 表1　行動計画用紙一例

【行動目標】			
時間	項目	実施	評価
8:30 9:00			
10:00			
11:00			
12:00			
13:00			
14:00			
15:00			

行動目標立案から行動計画立案のプロセス

行動目標立案から行動計画立案のプロセスは、大きく2つに分けることができます（**表2**）。

■ 表2　行動目標・行動計画立案のプロセス

プロセス	① 行動目標を立案する	② 行動計画を立案する
目的	その日の到達地点（ゴール）を明確にする	その日の到達地点（ゴール）にたどりつく方法（内容、スケジュールなど）を明確にする
プロセスの概要	1. 実習計画表（実習予定表）で翌日の予定を確認する 2. 行動目標の基本形を確認する 3. 行動目標を具体的にする 4. 具体的にした行動目標を記録用紙に書く	1. 受け持ち患者さんの日課を確認・記入する 2. 実習計画表で翌日の予定を確認・記入する 3. 自分の活動予定を記入する 4. 具体的な内容・方法を補足する 5. スケジュールを調整する

プロセス①
行動目標を立案する

1　実習計画表（実習予定表）で翌日の予定を確認する

実習計画表（実習予定表）のなかに、翌日何をするのかが明示されている場合、その項目を行動目標に対応させます。

実習計画表（実習予定表）（以下、実習計画表、とします）は、実習ごとに、設定された期間で実習目標を達成するために何をするのかという実習内容を、時間の流れに沿って示したものです。学校によって、週ごとに示している場合もあれば、日ごとに示している場合もあります。内容についての詳細の程度や、資料の名称もさまざまです。共通しているのは、**実習目標に対応している**という点です。実習目標を達成するために立てられた計画ですので、設定された日々の課題をクリアすることで、実習目標を達成しやすくなります。

2　行動目標の基本形を確認する

　行動目標の基本形は、「**何のために、何をするのか**」です。

　行動目標の基本形について、看護計画を立案する前と、看護計画を立案した後に分けて確認しましょう（表3）。

1）看護計画を立案する前

●行動目標の基本形1

　看護計画を立案する前の行動目標の基本形1は、

> **「患者さんの状態・状況を把握するために、情報収集する」**

です。

　看護計画を立案する前というのは、**看護診断（看護問題）を明確にするために、情報収集と情報の読み取りを進めている時期**です。看護計画を立案して実施をする時期に準備が整った状態にするために、必要な情報を意図的に集めます。

●行動目標の基本形2

　看護計画を立案する前の行動目標の基本形2は、

> **「○○のために、患者さんの特徴を踏まえて、○○（日常生活援助）をする」**

です。

　看護計画を立案した後は、看護計画に沿って看護介入をしていきますが、看護計画を立案するまでの間、これまで行われていたすべての看護援助が実習のために中断するわけではありません。**患者さんに必要な看護援助は、これまでどおり日々行われます**。行動目標の基本形2は、こうした看護援助に焦点を当てた目標です。

2）看護計画を立案した後

看護計画を立案した後の行動目標の基本形は

「期待される成果を得るために、〇〇する」

です。

看護計画を立案した後は、「期待される成果」を得るために看護計画を実施していきます。設定した評価日に、期待される成果を得ることができるよう、本日は何をするのかを日ごとに検討します。

■ 表3　時期別　行動目標の基本形

看護計画立案前	看護計画立案後
基本形1：「患者さんの状態・状況を把握するために、情報収集する」 基本形2：「〇〇のために、患者さんの特徴を踏まえて、〇〇（日常生活援助）をする」	基本形：「期待される成果を得るために、〇〇する」

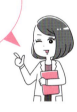

真似をするのは「形」です。
くれぐれも基本形の表現を
そのまま使うことのないよう
注意しましょう

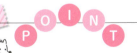

何のために、何をするのか、が基本形になる理由

　何をするのかさえ確認できれば、行動することは可能です。そこに「目的」を加える理由は、**行動について評価しやすくするため**です。

　全身清拭をするという行動目標の場合、どんな方法であれ、どんな結果であれ、全身清拭をしたのであれば目標は達成です。ただ実際には、「全身清拭をする」ことが目的なのではなく、全身清拭をすることで成果を得ることがねらいになっているはずです。このねらいの部分を明確にすることで、意図的に全身清拭を実施することができ、かつ実施したかどうかという結果の確認ではなく、実施した全身清拭が効果的な援助であったかどうかを判断することができます。

　目的を加えた目標にする理由は、**目的を果たすための意図的な看護介入を実施するため**でもあるのです。

3 行動目標を具体的にする

行動目標の基本形をもとに、具体的にします。

1）看護計画を立案する前

● 行動目標の基本形1の場合

「患者さんの状態・状況を把握するために、情報収集する」
└ ①前半を具体的にする

患者さんの「何」についての状態・状況を把握するための情報収集なのかを具体的にします。

> 例）● 活動時の呼吸状態を把握するために〜
> ● 排泄行為の状況を把握するために〜
> ● リハビリに取り組む意欲や姿勢について把握するために〜
> ● 食事摂取時の患側の使用状況を把握するために〜　など

「患者の状態・状況を把握するために、情報収集する」
└ ②後半を具体的にする

「情報収集する」の部分を、どのような方法で情報収集するのか、具体的な方法に置き換えます。

> 例）● 呼吸状態を観察する
> ● 呼吸音を聴診する
> ● カルテで確認する
> ● 排泄の場面に付き添う
> ● リハビリ時の様子を見学する
> ● 食事の場面に立ち会い、両手を必要とする行為に関して患者さんと相談しながら支援する　など

● 行動目標の基本形2の場合

「○○のために、患者さんの特徴を踏まえて、○○（日常生活援助）をする」
└ ①目的を確認する

「○○のために」の部分には、実施する日常生活援助の目的が入ります。日常生活援助の目的は、基礎看護技術の教科書や参考書で確認できます。

> 例）● 皮膚や粘膜の清潔保持のために〜全身清拭をする
> ● ADLの低下を予防するために〜足浴を行う
> ● ストレスを感じることなく患側を効果的に使うことができるよう〜食行為の支援を行う
> ● 転倒を予防するために〜車椅子への移乗を介助する　など

「○○のために、患者さんの特徴を踏まえて、○○（日常生活援助）をする」
　　　　　　　　└ ②対象の特徴を表す

「対象の特徴を踏まえて」の部分には、どのような場面で、どのような点に注意するのか、という内容があてはまります。対象の特徴を取り上げる手がかりとして、「看護計画立案のプロセス」のなかの、「②-3．必要な場合、看護計画の内容を具体的にする」（P.70）の項を参考にしてみてください。

　行動計画や、実施する援助についての計画のなかで、注意点や具体的な方法が明示されている場合、行動目標のなかで「どのような場面で、どのような点に注意して」という内容を省略できることもあります。

例）
- 脱臼しないように『患側の関節可動域に注意しながら』上半身の更衣を行う
- 誤嚥しないために『食事摂取時の姿勢や摂取のスピード、嚥下の状況などを確認しながら』食事の介助をする
- 安全に移乗できるように『姿勢が安定してから次の行動に移ることについて、声をかけながら』車椅子移乗をする　など

2）看護計画を立案した後

「看護診断（問題の明確化）から看護計画立案までのプロセス」のなかで登場した看護計画をもとに、確認してみましょう（P.102表4）。

「期待される成果を得るために、○○する」
　　└ ①前半を置き換える

「期待される成果を得るために」の部分を、該当する内容に置き換えます。

例）
- 下肢の筋力を増強するために（～する）
- ズボンを上げ下げすることに伴う転倒への不安を緩和するために（～する）　など

「期待される成果を得るために、○○する」
　　　　　　　　└ ②後半を置き換える

「○○する」の部分に、具体的に何をするのかを示します。

例）
- （下肢の筋力を増強するために）午前午後1回ずつ、ベッドサイドで筋力アップのための訓練を実施する
- （ズボンを上げ下げすることに伴う転倒への不安を緩和するために）筋力アップ訓練時に、どの動作に不安を感じやすいのかを確認する　など

■ 表4 「排泄セルフケア不足」の看護計画（P.71 表16の再掲）

看護診断：排泄セルフケア不足

期待される成果： **長期目標：** 排泄後、自力でトイレの便座から立ち上がることができる。排泄時、自力でズボンを着脱することができる **短期目標：** 1. 6月30日までに、患者が、何度も反動をつけることなく、病室の椅子から自力で立位になることができる 2. 6月30日までに、患者が、看護師の支持のもと、安定した立位でズボンを上げ下げする動作を試みることができる

O-P	T-P	E-P
〈排泄時の状況〉➡ 長期目標に対応 ●排泄環境、および排泄環境の安全性（十分なスペースはあるか、床に水やゴミなどが落ちていないか） ●患者の全身状態、バイタルサイン ●排泄行為の自立度、排泄時の実際の様子（排泄時の動き、表情など）	〈排泄行為の支援〉➡ 長期目標に対応 ●安全に排泄できるよう、トイレ周辺の環境を整える ●トイレまでの移動手段について、患者と相談する（車椅子、または付き添い歩行） ●排泄後、便座からの立ち上がり、ズボンの上げ下げを状況に応じて、患者と相談しながら支持する	〈排泄行為の支援〉➡ 長期目標に対応 ●トイレまで歩行するときには、必ず看護師が付き添うことを説明する。安全に排泄行為ができるよう、調子が悪いときや心配なときは、車椅子で移動することを説明する ●排泄後、便座からの立ち上がり、ズボンの上げ下げにおいては、体調や筋力の回復具合に合わせて進めるとよいため、無理をしないよう説明する。その都度、相談しながら進めていくことを伝える
〈運動・訓練時の様子〉➡ 短期目標1に対応 ●PT（理学療法士）によるリハビリテーション中の患者の様子 ●病室・病棟で行う筋力アップ訓練に対する患者の反応、取り組みの様子、成果 ●1日1回トイレでの立ち上がりの練習に対する患者の反応、実際の様子、成果 ●過度の疲労を感じていないか、負担や苦痛を感じていないか	〈筋力・体力の回復・増強〉➡ 短期目標1に対応 ●病室で可能な筋力アップ訓練について、PT（理学療法士）と相談する ●病室・病棟で可能な筋力アップ訓練を、午前午後1回ずつ実施する →ベッドサイドの椅子でゆっくり足踏み 10回を2セット →抵抗に対して大腿を持ち上げる 10回を2セット →起立の練習　左上肢で補助バーをつかみ、立ち上がる 10回を2セット。起立前に、下肢の位置を確認するよう説明する ●1日1回トイレで実際に、立ち上がる練習をする	〈筋力・体力の回復・増強〉➡ 短期目標1に対応 ●PT（理学療法士）によるリハビリテーションにおいて、相談や要望があれば伝えてほしい旨を伝える。リハビリテーション中に体調が悪くなるようなことがあれば、遠慮せずにPTに伝えるよう説明する ●病室・病棟で可能な筋力アップ訓練の方法と効果について説明する ●訓練の際には、スリッパではなく、靴を着用するように説明する
〈心理状態〉➡ 短期目標2に対応 ●排泄行為自立にまつわる発言や表情、排泄行為自立のための訓練時の発言や表情、訓練への思いなど ●ズボンの上げ下げに必要な動きに関連した、不安定になりにくい姿勢をとる練習への思いや考えなど ●患者のペースで進めることができているか	〈不安の緩和〉➡ 短期目標2に対応 ●転倒への不安について話を聞く。どのようにすると不安を助長させないか尋ね、取り入れる。訓練の成果をどう感じているか、不安の緩和に役立っているかを確認する ●ズボンを上げ下げすることに必要な動きに関連した、不安定になりにくい姿勢のとり方を、病室で練習する	〈不安の緩和〉➡ 短期目標2に対応 ●意欲をなくしたり、集中できなくなったりするなどの逆効果を生じさせないために、筋力アップのためのさまざまな訓練があるが、疲労や心配事がある場合は、遠慮なく知らせてほしいことを伝える ●倒れにくい安定した姿勢を学び、練習することで、不安定さがなくなることを期待できるが、不安に感じることはがまんせずに伝えてほしい旨を伝える

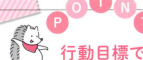

行動目標で取り上げたい内容の決め方

　看護計画を立案して以降、期待される成果を得るために、翌日の行動目標を日々検討します。基本的には、立案した看護計画のうち、翌日は何を実施するのかについて考えることになります。

　ただ、「翌日何を実施するのかを考える」というのは、単純に看護計画のなかから何をするのかを「選ぶ」こととは違います。本日の患者さんの状態や状況、本日の看護計画実施の結果などを踏まえて、翌日実施することを精選することが重要です。

　すでに、看護計画の実施を開始している場合は、翌日の行動目標を検討するときに、必ず前日（明日の行動目標を検討している場合は、今日）のSOAP記録を確認しましょう。何に対して、何を実施したとき、患者さんはどのように反応したのか、このことから次回実施をする際には、こういうことに注意しよう、と改善点をあげている場合、行動目標（または、行動計画）に改善点を反映させるとよいでしょう。

4　具体的にした行動目標を記録用紙に書く

具体的になった行動目標を、所定の場所に記入します。

■ 表5　排泄セルフケア不足の行動目標の一例

【行動目標】：
- 下肢の筋力を増強するために、午前午後1回ずつ、ベッドサイドで筋力アップのための訓練を実施する
- ズボンを上げ下げすることに伴う転倒への不安を緩和するために、どの動作に不安を感じやすいのかを確認する

プロセス② 行動計画を立案する

1　受け持ち患者さんの日課を確認・記入する

　受け持ち患者さんの定期的な予定（回診や検温、リハビリ、面会など）を確認して、行動計画用紙に時間とあわせて記入します。

2　実習計画表で翌日の予定を確認・記入する

　実習計画表で、すでに決まっている翌日の予定（カンファレンスや、評価のための面談など）を確認して、行動計画用紙に時間とあわせて記入します。

3 自分の活動予定を記入する

行動目標をもとに、具体的な行動内容（受け持ち患者さんに行う看護援助、看護援助や検査の見学など）を確認して、行動計画用紙に時間とあわせて記入します。

4 具体的な内容・方法を補足する

実施する項目に対して、実施する内容がわかるように、具体的な方法や注意点などを加えます。計画の内容を具体的にする方法については、「看護計画立案のプロセス」のなかの「②-3. 必要な場合、看護計画の内容を具体的にする」（P.70）もあわせて確認してください。

■ 表6 「排泄セルフケア不足」の行動計画立案の記載例

【行動目標】：
- 下肢の筋力を増強するために、午前午後1回ずつ、ベッドサイドで筋力アップのための訓練を実施する
- ズボンを上げ下げすることに伴う転倒への不安を緩和するために、どの動作に不安を感じやすいのかを確認する

時間	項目
8:30	**申し送りを聞く、行動計画を発表する** ● 前日から今朝までの様子について情報収集する ● 実施する看護介入と目的について発表する
9:00	**患者に挨拶する、病室の環境を整える** ● 前日の睡眠状況、疲労の有無や程度などについて確認する。患者と相談しながら、身の回りを整える。立ち上がる機会が増えているため、足元に安全なスペースを確保する
9:30	**バイタルサインを測定する** ● バイタルサインは健側で測定する（血圧、脈拍、呼吸、体温）。バイタルサインに異常を認める場合は、随伴症状を確認し、ただちに報告する。新たな脳神経症状が出ていないか観察する
10:15	**筋力アップ訓練を実施する** ● ベッドサイドの椅子でゆっくり足踏み　10回を2セット行う。抵抗に対して大腿を持ち上げる10回を2セット行う。起立の練習　左上肢で補助バーをつかみ、立ち上がる　10回を2セット。起立前に、下肢の位置を確認するように説明する。スピードや安定感、表情などの変化について観察する
11:00	**全身清拭を実施する** ● 患側の関節可動域に注意しながら実施する。介助の程度について患者と相談しながら進める
12:00	**昼食・面会** ● ご家族の面会があるため、配膳・セッティングをしたら退室する
13:15	**リハビリテーション室へ移動する** ● 移乗は、指導者の指導のもとで行う。健側の上肢が車椅子に届くよう、車椅子の位置に注意する。リハビリテーション室でリハビリテーションを見学する ● 安定する姿勢と、不安定になりやすい姿勢を観察し、患者自身にも安定感と不安との関係について確認する
14:00	**筋力アップ訓練を実施する** ● 午前中と同じ内容の訓練を実施する。状況に応じて、明日は回数を増やすかどうかを相談する
15:00	**カンファレンス**

5　スケジュールを調整する

　実施すること、実施する方法、時間配分を確認できたら、最終調整をします。次の点に注意して、スケジュール全体を確認しましょう。

1）患者さんにとって十分な休憩を確保できるスケジュールになっているか

　十分な休憩を確保できないと、疲労が回復しないまま活動を続けることになります。リハビリなどの運動に集中できなくなったり、食欲が低下したりと、疲労が二次的な問題を引き起こすことがあります。食後の休憩、全身清拭後の休憩、リハビリを終えた後の休憩など、援助や活動が休憩なしで続くことのないように注意しましょう。

2）実習メンバー全員の実習がスムーズにいくスケジュールになっているか

　ほかの実習メンバーが、あなたの手伝いを必要としている場合、また、あなたがほかの実習メンバーの手伝いを必要としている場合など、お互いのスケジュールに無理が生じることのないように、何時からどれほど必要になるのか、それぞれに受け持ち患者さんの日課と照らし合わせながら調整しましょう。

3）予備時間を考慮したスケジュールになっているか

　行動計画は、開始時間を示すことが多いですが、所要時間のなかには、患者さんに直接かかわる時間以外に、物品の準備や実施場所への移動から、実施場所の調整、片づけまでを含んでおきましょう。

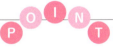

POINT　行動計画をスムーズに立てるために

　行動計画をスムーズに立てるための段取りとして、明日の行動計画は、今日の実習中に確認しておくとよいです。家に帰って1人になってから「患者さんの日課に変更はなかったかな」「あの検査の見学、準備から見せてもらえるのかな」「○さんの全身清拭の介助、この間は午前中だったけど、明日も午前中でいいのかな」など、1人で考えても解決できない悩みが生じると、そこで行動計画の立案が止まってしまいます。

　すると、翌日実習開始直前に確認することになり、バタバタと余裕のない状態で1日が始まり、そのバタバタは1日続くこともあります。その影響は、援助行為に現れたり、報告に現れたりするものです。

　小さな工夫が、実習の流れを左右します。気持ちよく、1日をスタートするために、今日のうちに明日のおおむねの行動計画を立てておきましょう。明日何をするのかということが明確になると、今日中に確認すべきことも浮かんできます。あらかじめ準備ができているという状況は、心のゆとりにつながります。

指導者のチェックポイント

　指導者は、記録から何を知りたくて、何を見ているのでしょうか。指導者が行動目標・行動計画立案でチェックしているのは、

- **本日の実習内容に合った、行動目標・行動計画になっているか**
- **本日の患者に合った、行動目標・行動計画になっているか**
- **前日の評価の内容が反映されているか**
- **十分に具体的であるか**

つまり、指導者は

- **実習目標、看護目標を達成するための、本日の行動目標・行動計画になっているか**

を見ています。

行動目標・行動計画を見るときに指導者がズバリ知りたいこと
□ 実習目標・看護目標を達成するために、本日行うことは何ですか？
□ それは、どのような方法で、どのようなスケジュールで行いますか？

Part

4

実習記録をよりよくするための よくある悩みQ&A

Part4では、より充実した実習記録にするために、
プロセスに沿って書いてみたことでわく疑問、
指導者からよくある指摘などを織り交ぜながら、
どうしたらよいか考えていきましょう。

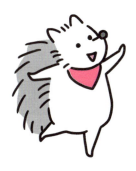

Part4の
CONTENTS

アセスメント〜看護診断の悩み …… P.108
看護計画立案の悩み …… P.117
看護計画実施(SOAP)の悩み …… P.123
行動目標・行動計画の悩み …… P.128
その他の記録の悩み …… P.134

アセスメント〜看護診断の悩み

Q01 情報をどこに分類したらいいのかわからない！

A 分類ごとに、何についてアセスメントするのかを確認しましょう
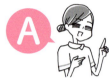

情報の分類先がわからないということは、その情報が何を知るための情報なのかを理解できていないという可能性が高いです。また、ゴードンの機能的健康パターンでいう〈価値・信念パターン〉というのは、何を意味していて、何をアセスメントするのか、ということがわからないと、その情報が〈価値・信念パターン〉に関連する情報なのかを判断できません。

分類の意味やアセスメントの視点を確認する

情報の分類は覚えるものではなく、健康パターンの意味やアセスメントの視点をもとに理解していくものです。最初のうちは、面倒でも何度も **参考書やアセスメントの視点と照らし合わせながら確認する** とよいでしょう。

意図せず集めることができた情報を分類するときに、今回のような悩みが生じやすいかもしれません。ただ、集めようと思っていた情報以外の情報を患者さんが与えてくださったということは、質問の答え以外のことも引き出せるような関係ができているといえるのではないでしょうか。そのように協力してくださる患者さんからいただく貴重な情報は、最大限に患者さんの看護に役立てたいですね。

どこに分類していいかわからないときは保留にしてもよい！

どうしてもどこに分類してよいのか決めかねるときは、**ひとまず保留しておいてもよい** ですし、保留している間に、**指導者に相談してもよい** と思います。最初にした分類が正解でなくとも問題ありません。最初の分類が間違っていることに気づいたら、直せばよいのです。気をつけたいのは、なぜ最初の分類が間違っていたのか、その理由を理解することです。それができると、次から情報を分類する際に、同じ状況で迷うことはなくなります。

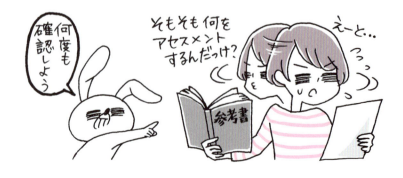

Q02 情報をどっちに分類したらいいのか迷う！

A 当てはまる可能性のある分類すべてに記入しておきましょう

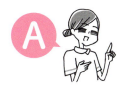

アセスメントの枠組みのどちらに分類したらよいのか迷っているということは、**どちらにおいてもアセスメントをするうえで必要な情報になりうると判断ができた**ということです。情報を分類する意図を理解できているからこその悩みです。

各健康パターンは独立しているわけではなく重なり合っている

あるひとつの情報が、2つ以上の分類で必要になることがあります。機能的健康パターンでいうと、もともとアセスメントをしやすいようにつくられた枠組みです。1つ1つの健康パターンの総和が患者さんなのではありません。それぞれの健康パターンは重なり合っています。

たとえば、〈栄養・代謝パターン〉と〈排泄パターン〉の2つを例にあげてみましょう。食事や水分の摂取量が排泄状況に影響するというのは、〈栄養・代謝パターン〉と〈排泄パターン〉とが密接に関係していることを意味しています。この場合、食事や水分の摂取量は、〈栄養・代謝パターン〉のアセスメントをする情報でありながら、〈排泄パターン〉で扱う情報にもなりえます。

同じように、栄養が足りないということが、活動に影響することもあります。食べられないことが、不安を生じることもあるかもしれません。1つ1つの健康パターンが、完全に独立しているわけではありません。どちらに分類してよいのか迷ったときは、**該当すると思われるすべての健康パターンに記入しておくとよい**でしょう。

記入後に不要であることに気づいたらその時点で修正すればOK

複数の分類に記入した後に、「当初はこの健康パターンでも必要になる情報だと思ったんだけど、アセスメントを始めたら必要ではないことに気づいた」というときは、気づいた時点で、取り消し線で消すなど、学校の実習記録のルールに従って対処されるとよいと思います。

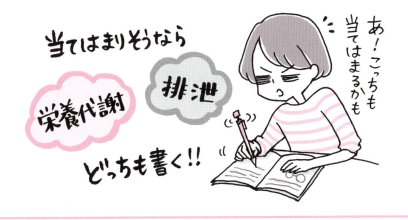

Q03 集められない情報があって、情報を書く用紙が埋まらない！

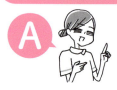

A 集めることができた情報をもとに、アセスメントを始めましょう

その情報がないと、アセスメントの結論が出せないということがわかっている場合は、**どのようにしてその情報を得ることができるのか**について、指導者に相談するとよいでしょう。ただ、場合によっては、その情報がなくとも、ほかの情報が十分な裏づけになって、アセスメントの結論が出せることがあります。情報を集めるのは、アセスメントをするためです。記録用紙が埋まるかどうかではなく、**その情報がないとアセスメントに影響するのか**、この点を確認することが重要です。

「集められない情報」というのは、場合によっては「聞きにくい情報」であることも少なくありません。どのような質問が、患者さんにどのように影響するのかを考えながら、質問する事柄を精選する過程に看護観が表れるように感じます。

とくに、紙上患者事例でアセスメントをする場合、不足している情報に気づいたとしても、新たに追加することができません（追加してもよいというルールがある場合は、これに限りません）。新たに情報を追加することができない場合は、気づいたことをアセスメントに加えておくとよいです。「さらにこのような情報があると、より適切に判断できる」ということ自体がアセスメントです。確認できている情報をもとに結論を出した後、結論の続きに「さらに、○○、○○などの情報があると、より信ぴょう性の高いアセスメントができそうだ」という旨の一文を添えてもよいかと思います。

Q04 情報の羅列になっていると言われました！

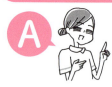

A 情報の読み取りと、読み取りの後の結論がないのかもしれません

情報は、情報のままでは看護診断につながりません。集めた情報を読み取り、読み取った内容をもとに結論を出すことで、看護診断の候補が浮かび上がります。情報の羅列になっているときというのは、「アセスメントに必要な情報が集まり、それを記録用紙に記入できたところ」なのだと思います。実際には、その後「**情報を読み取り、読み取った内容をもとに結論を出す**」という続きがあります。情報の羅列になっているという状況は、**アセスメントのプロセスの途中だというだけで、間違いではありません**。続きのプロセスを踏むことでアセスメントは完成します。

 Link　Part3「アセスメント〜看護診断（問題の明確化）」
プロセス①-3〜4　P.37〜

Q05 「このように考えたのはなぜですか？」「思い込みではありませんか？」というコメントにどう返事をすればいいのかわからない

A アセスメントがそのような結論になった理由について、S情報とO情報を使って述べるとよいでしょう

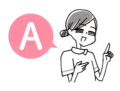

本文のなかでも登場しましたが、「思い込みではありませんか？」というコメントは「このような結論になった経緯が見えない（見えにくい）」ことを意図していることが多いです。

あなたがそう考えた経緯を述べよう

アセスメントの結論が出ているのであれば、実習記録上にその経緯が現れていないだけで、あなたのなかにはその結論に至るまでの経緯があるはずです。その経緯はおもに、「情報を読み取った結果」として示すことになります。「このようなS情報をこのように読み取った結果、患者さんはこのような状態だと考えた。このようなO情報を、このように読み取った結果、患者さんはこのような状態だと考えた。だから、このようなアセスメントの結論になった」という、**結論に至るまでの経緯**です。アセスメントの結論からさかのぼって、その結論になったのは**「どの情報を、どのように読み取ったから」**なのかを述べることで、裏づけのある結論になるでしょう。

コメントに落ち込む必要はない！

コメントの文字だけを見ると落ち込んでしまいそうですが、**文字ではなく意図を拾う**ことで落ち込まずに済みます。「このように考えたのは、なぜですか？」についても、文字によるコメントは声のトーンや表情を確認できません。そのため、実習記録に自信がないと、ついネガティブなコメントだと解釈してしまいがちです。コメントの意図は、「このように考えた理由は何か」、つまり**理由を確認したい**ということです。ある学生さんは「このように考えたのは、なぜですか？」というコメントを「何でこんな考えになるんですか？」と言われたように感じたと話していました。誤解によって、あなた自身を傷つけてしまわないためにも、指導者とのコミュニケーションも大切ですね。

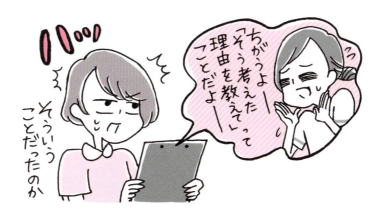

Q06 アセスメントが浅いと指摘されました！

A 「何かが不足していること」を意味している場合が多いです。さまざまなケースが考えられますので、当てはまるものを確認して対応策を検討するとよいでしょう

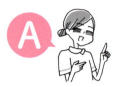

　さまざまなケースが考えられますが、どのケースにも共通しているのは「不足がある」ということのように思います。アセスメントが浅いと言われるケースには、
① 十分な情報がそろっていないため、結果としてのアセスメントに不足がある
② 十分な情報の読み取りができていないため、裏づけが十分ではないアセスメントになっている
③ 看護診断（看護問題）の候補を確認した後、原因を確認するとき、十分な原因をあげられていない
などが考えられます。
　①においては不足している情報を足す、②においては情報の読み取りを見直す、③においてはほかに原因がないか検討する、ということになります。
　なぜ、このような不足が生じるのかというと、これもまたいろいろなことが影響しているかと思いますが、これまでの指導の経験において、頻回に遭遇したのは「疾患と関連づけて考える」ことができていないというケースです。Linkを参照して解決しないとき、次のQ7も参考にしてみてください。

Link
Part3「アセスメント〜看護診断（問題の明確化）」
プロセス①-1　P.34〜
プロセス①-3〜4　P.37〜
プロセス②-2　P.44〜

Q07 アセスメントに個別性を出すにはどうしたらいい？

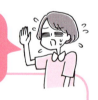

A 注目すべき特徴が情報や分析・解釈に反映されているか確認しましょう

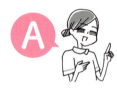

　アセスメントにおいて個別性がないと指摘される場合、おもに注目すべき特徴がアセスメントに反映されていないことをさしている場合が多いです。それは、特徴に関する情報がないということをさしているかもしれません。
　また、情報はあるけれど特徴を踏まえて読み取りができていないことを意味している可能性もあります。
　アセスメントに個別性を出す方法、という特別なものがあるわけではありませんが、アセスメントが浅いときの対策（Q6）や、疾患と関連づけることができていないときの対策（Q8）などを取り入れることで、自然と患者さんの特徴を反映するアセスメントになるでしょう。

Q08 疾患と関連づけるとはどういうこと？

A 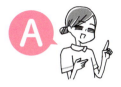 疾患と関連づけるということは、疾患による、健康パターンへの影響がないかどうかを確認するということです

疾患によってどんな影響があるのか、病態を踏まえてアセスメントする必要がある

たとえば、心不全という疾患と、ゴードンの機能的健康パターンの〈栄養・代謝パターン〉を関連づけるという場合、**心不全という疾患が、栄養・代謝に影響しないかどうかを確認する**ということです。

結論から言いますと、心不全という病態は、栄養・代謝に影響します。右心機能が低下することで、静脈系のうっ滞（血液の渋滞）が起こります。静脈系がうっ滞することで消化器系の器官が正常に機能しなくなり、それにともなって食欲が低下したり、十分な代謝ができなくなるということが起こります。

このことを知っていると、患者さんが心不全の場合、必要な栄養を摂取できているかどうかを判断するために、心機能の程度について把握しておく必要があることがわかり、心機能が低下している場合は、消化器症状が現れているかもしれないと予測できるようになります。

骨折や麻痺など、観察によって確認できる症状（現象）というのは、疾患を思い浮かべやすいですが、心機能の低下という目に見えにくい症状（現象）は、慣れないうちは見落としてしまうことがあります。目で見て確認できる症状（現象）だけでアセスメントしてしまうことのないよう、**検査結果やフィジカルアセスメントなどで、身体のなかで起こっていることについての情報を集める**ことも大切です。

参考書も手がかりになる

「この疾患の場合、どの健康パターンに、どのように関係するんだろうか」ということを確認するには、病態を踏まえた看護としてまとめられているものを参考にするとよいです。たとえば、「心不全の患者の看護」についての解説のなかには、心不全が影響することで生じる「看護を必要とする現象」について取り上げられています。参考書に載っている看護が、すべて患者さんに当てはまるわけではありませんが、疾患と関連づけてアセスメントをするときの手がかりになるでしょう。

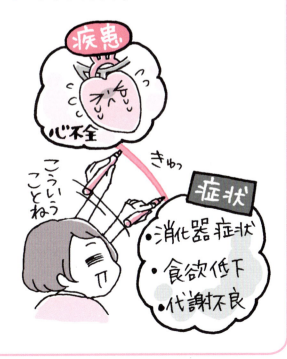

Q09 アセスメントがずれていると言われました！

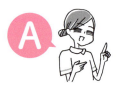 **①アセスメントの視点と結論の関係が合っていない、または、②結論が患者さんに合っていないことが考えられます**

①アセスメントの視点と結論の関係が合っていない場合

1つめ、アセスメントの視点と結論の関係が合っていないというのは、**所定の場所に該当するアセスメントが書かれていない場合**です。

たとえば、〈栄養・代謝パターン〉のアセスメントでは、必要な栄養を摂取できているかどうかについて判断した内容を書きます。ここに、排泄状態に関するアセスメントが書かれているというような場合「ずれている」と指摘されることがあります。

このような「ずれ」を生じないために、アセスメントのはじめに、**何についてアセスメントするのかについて確認**します。ただ、最初に確認した場合でも、その後あれこれと考えているうちに、ずれてしまうことがあります。ずれたまま提出してしまわないために、アセスメントを書き終えた後にも、必ずアセスメントの内容とアセスメントの視点を照らし合わせて、**ずれがないかどうかを確認する**とよいでしょう。

②アセスメントの結論が患者さんに合っていない場合

2つめは、アセスメントの結論が、患者さんに合っていないという場合です。代表的なものとして、2種類のずれが考えられます。
① 看護介入の必要がある状況において、看護介入の必要がないという結論になっている場合（または、その逆）

② 候補としてあげた看護診断が、患者さんに合っていないという場合

このずれを解消するために、情報を追加する必要があるかもしれないですし、情報の読み取りを見直す必要があるかもしれません。これらを改善することで、結論が変わるかもしれません。

どうずれているのか確認しよう

このように、何がどのようにずれているのかによって、対策が異なるため、まずは「ずれている」というのは、**何がどうなっていることを指しているのかを確認する必要**がありそうです。

自分の状況と当てはまるずれはどれだろうと探ってみてもよいですが、徒労に終わらないためにも、ずれについて指導者に確認ができると、状況に合った対策を見つけやすくなるでしょう。どのようなずれの可能性があるのかを知ったうえで、助言をもらうことができると助言の内容を理解しやすくなります。

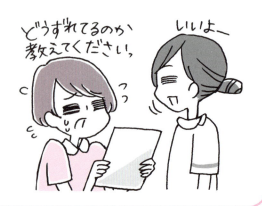

Q10 アセスメントで言いたいことがわからないと言われました

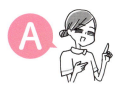

A アセスメントを書くときの骨組みにして、アセスメントを組み立てるとよいでしょう

言いたいことがわからないと言われるとき、おもに次のようなことが起こっている可能性があります。

①言いたいことが不明瞭
②言いたいことが矛盾している
③言いたいことが複数あり、それらが整理されないまま述べられている

それぞれの原因についてポイントを紹介しましょう。

①「言いたいことが不明瞭」と言われたとき

何について述べるのか、自分のなかであいまいなまま書き出してしまうと、そのあいまいさは文章に現れます。あいまいさを改善するには、あなたの考え（言いたいこと）を明確にすることが重要です。

集めた情報はこれです→読み取った結果はこれです→読み取った結果から出した結論はこれです→これが起こっている原因についての考えはこれです、ですね。このように、考えをズバリ述べるためには、**書く前に、それぞれの答えが、自分のなかで出ていることが前提**です。考える→書く、のプロセスをLinkで確認してみてください。

 Link Part3「アセスメント〜看護診断（問題の明確化）」プロセス①〜③　P.33〜

②「言いたいことが矛盾している」と言われたとき

アセスメントの場合、ある情報を「正常である」と書いたあとに、「正常ではない」と述べたり、「看護を必要としている」と述べたあとに、「看護は必要でない」と述べたり、アセスメントのなかで述べられている、あなたの考えに矛盾があると、読み手は言いたいことがわかりにくいと感じやすいです。

情報を読み取るパート、結論を述べる（看護診断・看護問題の候補を挙げる）パート、原因について述べるパート、それぞれに対して、矛盾はないかどうかを確認するとよいでしょう。

③「言いたいことが複数あり、それらが整理されないまま述べられている」と言われたとき

言いたいことが複数あり、それらが整理されないまま述べられている──これは言い換えると、1つのアセスメントのなかで、話が行ったり来たりしている場合が当てはまります。入院前のことを述べて、現在のことを述べて、また入院前の話に戻ったり、心機能について述べて、呼吸機能について述べて、ADLについて述べて、また心機能の話に戻る、というような場合です。

関係のあるものどうしは、ある程度まとめておくと読み手はスムーズに進むことができます。わかりやすいアセスメントの文章にするには、書き慣れないうちは、**アセスメントの視点ごとに、アセスメントをまとめる**とよいでしょう。

 Link Part3「アセスメント〜看護診断（問題の明確化）」プロセス②-3　P.46〜52

Q11 問題リストの優先順位のつけ方がわからない

A 優先順位を考えるうえで、看護診断（看護問題）どうしの関係を明確にするとよいでしょう

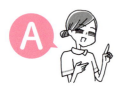

　実際には、複数の看護計画を同時に進めていくため、優先順位をつけると言われると迷ってしまうかもしれません。『看護過程　目からウロコの教え方＆学び方』（内田陽子著、日総研出版）のなかでは、優先順位の考え方の原則について、**「緊急性の高い問題点」「生命の危険度が高いもの」「頻度の高いもの」「解決可能なもの」を先に挙げる**[16]、としています。

看護診断どうしの関係を確認して優先順位をつける

　優先すべき緊急性の高い看護診断（看護問題）、生命の危険度が高い看護診断（看護問題）というと、安楽な呼吸ができていない状態や、わずかな負荷で血圧や心拍が変動しやすい状態などが当てはまります。

　たとえば、同時に「不安」という看護診断（看護問題）があがっているとします。安楽に呼吸ができるようになること、血圧や心拍の変動が少なくなることが、不安を緩和することにつながる、と考える場合、優先順位をつけるときに、呼吸や循環にまつわる看護診断（看護問題）の優先度が高いと判断します。何が原因で、どのような看護診断（看護問題）が生じているのかにもよりますので、今回と同じ看護診断（看護問題）を扱う場合、必ず今回お伝えした優先順位になるとは限りません。

　いずれの場合も、**看護診断（看護問題）どうしの関係を確認する**ことが重要です。看護診断（看護問題）どうしの関係を確認できると、何が影響して、何が起こっているのか、どこに優先して看護介入をすると、その効果はどのような影響をもたらすのか、などの関係がわかり、優先順位をつけやすくなることがあります。

　大事なことは、何が一番で、何が二番なのか、という順番ではありません。なぜそのような順番になったのかという理由、そこにあなたの判断があるということが重要です。

マズローのニード階層論も参考に

　優先順位を検討するときには、**マズローのニード階層論**を参考にすることが多いです（図1）。マズローのニード階層論では、5つの階層があり、低次のニードがある程度まで満たされると、上位のニードが現れるとされています。この特性を踏まえると、**低次のニードを満たす看護介入が優先される**ということになります。

■ 図1　マズローの階層論にもとづく優先順位の考え方

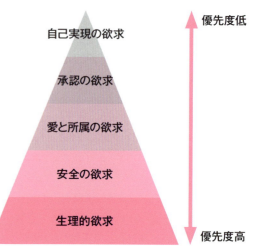

看護計画立案の悩み

Q01 期待される成果（看護目標）を具体的にする方法は？

A 期待される成果をゼロからつくり変えるのではなく、現在の期待される成果をだんだんと詳しくするという方法を取り入れるとよいでしょう

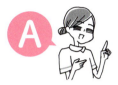

内容を詳しくするプロセスで具体的に

具体性に欠ける期待される成果は、内容を詳しくすることで具体的な期待される成果に変えることができます。**いつまでに、だれが、どのような条件において、どの程度うまく、何ができることを指しているのか**、という具合に、ひとつずつ患者さんに合う内容を考えます。

それでもまだ具体性が足りないときは、さらに「ということは、つまり何？」「それって、つまりどういうこと？」と問い続けることで、必ず具体的な内容になっていきます。こうして問い続けていくなかで、十分に具体的な内容にならないとき、ひょっとするとあなたのなかで期待される成果の状態が明確になっていないことが影響しているのかもしれません。期待される成果は、考えて思いつくものではなく、アセスメントから看護診断までの内容から導き出すものです。

期待される成果が明確になっていない場合はアセスメントを見直してみよう

具体性が足りない期待される成果になっているとき、2つのケースが考えられます。1つは、**表現の問題**です。あなたの頭のなかには、今の期待される成果の表現で十分に期待される成果の状態をイメージできるけれど、それがあなた以外の読み手には伝わらないというとき、先にお伝えした方法で「だんだんと詳しく」していくことで、具体性を出すとよいでしょう。すでにイメージはあるため、「つまり？」「それは？」の問いの答えも出てきやすいことと思います。

もう1つは、あなたのなかで**期待される成果が明確になっていない**ために具体的に表現できないという場合です。表現したい期待される成果の状態が明確になっていないとき、「つまり？」「それは？」という問いに対して答えが浮かびにくいことが多いです。この場合は、だんだんと詳しくすることの前に、もう一度アセスメントから看護診断までを見直してみましょう。何が原因で、何が影響して、どのような看護診断（看護問題）を引き起こしているのか、このことが明らかになることで、期待される成果を確認できます。期待される成果というのは、看護診断（看護問題）が解決した状態です。看護診断（看護問題）を適切に把握できていないと、期待される成果もあいまいになります。表現に具体性を出すのは、この次です。

"具体的でない＝不正解"ではない！

「期待される成果が具体的ではない」というのは、文字のとおり「具体的ではない」というだけで、内容が間違っているわけでは

ありません。具体的でない期待される成果は不正解なのではなく、**具体的になっていく途中にあるというだけ**です。まだ終えていない残りの部分ができあがれば、完成です。

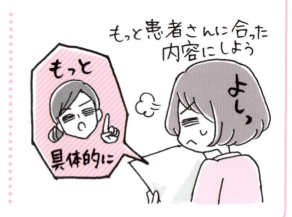

 Part3「看護計画立案」
プロセス①-3　P.63〜66

Q02 期待される成果（看護目標）がずれていると言われたときは？

A 焦点が合っていないのか、設定が合っていないのか、を確認してみましょう

期待される成果が患者さんの状態や状況に合っていないとき、2つの「合っていない」が考えられます。1つは"焦点が合っていない"、もう1つは"設定が合っていない"です。

①焦点が合っていない場合

期待される成果の焦点が合っていないというのは、言い換えると**看護診断（問題の明確化）の内容が反映されていない**ということです。この場合、最初に確認しなければいけないのは看護診断（看護問題）です。ここでいう「看護診断（看護問題）」の確認は、名前を確認するということではなく、何が原因で（何が影響して）、どんな徴候を認めているのか、という内容を指します。

期待される成果を、長期目標と短期目標に分けたとき、長期目標は看護診断（看護問題）が解決した状態、短期目標は看護診断（看護問題）の関連因子に焦点を当てます。

「焦点が合っていない」とき、**長期目標が看護診断（看護問題）が解決した状態になっていない**、または、**短期目標が関連因子に焦点を当てた内容になっていない**、のかもしれません。

今回、本書のなかで扱った事例の場合ですと、筋力の低下や不安があることで、排泄時のズボンの上げ下げができないという状況に対して、「患側の効果的な使い方を習得できる」という目標は、「合っていない」目標の一例です。患者さんは、患側を効果的に使うことができないことが理由で、ズボンの上げ下げができないわけではありません。実際に、食事や整容など自力でできていることもあります。この場合、期待される成果の内容が対象に「合っていない」といえます。

期待される成果は、アセスメントの結果から導き出された看護診断（看護問題の明確化）によって浮かび上がるものです。こ

のつながりが途切れてしまっているとき、「合っていない」期待される成果になる可能性があります。

②設定が合っていない場合

2つめの「設定が合っていない」というのは、**目標が低すぎたり高すぎたりする場合**です。すでにできていることが目標になっていたり、現状から考えると、設定した期間では達成が難しいと思われる場合なども、期待される成果が「合っていない」といえます。

高すぎず低すぎない適切な「程度」というのは、慣れないうちは見きわめることが難しいかもしれません。ゆえに、期待される成果を立てた後に自分で「高すぎた」「低すぎた」と気づくことがあります。その場合は、その気づきをSOAPに書きましょう。高すぎたと気づいた場合も、低すぎたと気づいた場合も、そのように判断したS情報やO情報があるはずです。それらの情報をもとに、Aに「期待される成果の設定が高すぎた（低すぎた）」という判断の内容を記載して、Pに、変更後の新しい期待される成果を書きます。または、期待される成果を変更する、として、看護計画用紙の期待される成果の欄に、新しく書き直すとよいでしょう。

覚えていますか？　看護計画実施は、立案した看護計画が、期待される成果を得るための計画になっているかどうかを確認するために実行します。どれだけ丁寧にアセスメントをしても、どれだけ慎重に看護診断（問題の明確化）をしても、完璧な看護計画になる保証はありません。

実習で言うならば、アセスメントを始めた実習1、2日目よりも、看護計画を実施するころの4、5日目のほうが患者さんとの関係もよくなり、情報の量も質も上がっているはずです。

となると、看護計画を実施する時期になって、新たな気づきがあるのは自然ですし、看護過程を展開できている証しでもあります。設定が間違っていたのではなく、**当初の設定と現在の患者さんの状態・状況とが合っていないことに気づいた**、ということなのです。**気づいたことをもとに看護計画を修正**できれば、看護計画はどんどん患者さんに合ったものになっていきます。

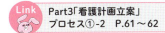
Part3「看護計画立案」
プロセス①-2　P.61〜62

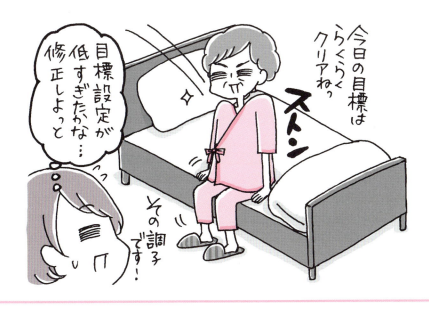

Q03 期待される成果（看護目標）の主語が自分になってしまう

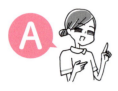

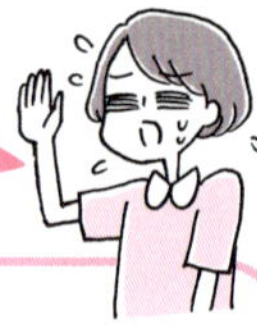

A 期待される成果を「つくろう」とせず、プロセスに沿って組み立ててみるとよいでしょう

主語が自分になっている今の期待される成果を達成することによって、「**患者さんがどうなるのか**」を確認します。ここでいう「患者さんがどうなるのか」が、期待される成果にあたるといえます。もし、現在の期待される成果を、患者さんが主語の表現に「書き換える」という方法で改善したい場合は、このように考えるとよいかと思いますが、期待される成果の考え方の原則にのっとっておらず、余計に混乱する可能性があります。

個人的には、**看護診断（問題の明確化）した内容をもとに、期待される成果の骨組みをつくり、内容を具体的にしていく**というプロセスに沿って、期待される成果を立てることをおすすめします。プロセスに沿って進めていくと、自然と患者さんが主語の目標となります。

期待される成果という考え方に慣れないうちは、目標というと自分が主語になりやすいかもしれないですね。実習では、ほかにも実習目標、行動目標などが登場しますが、「目標」と名のつくものは、どれも自分が主語になります。目標という表現だと混乱してしまう場合は、看護計画を実行することで、**患者さんがたどり着くゴール**だとイメージするとよいかもしれません。

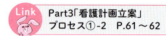

Link Part3「看護計画立案」
プロセス①-2　P.61～62

Q04 看護計画に個別性を出すには？

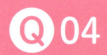

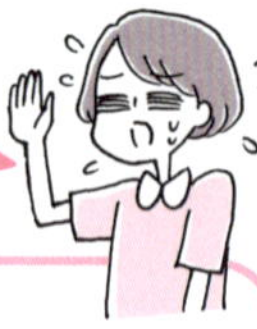

A 最初に看護診断（問題の明確化）の内容を、次にSOAPを確認しましょう

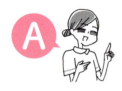

看護計画に個別性がないというのは、**看護計画に患者さんの特徴が反映されていない**ことを意味していることが多いです。個別性を出すには、アセスメントの内容を反映させることが重要です。期待される成果を得るための看護計画を検討することで、アセスメントの内容を反映する＝患者さんの状態・状況を踏まえた看護計画の内容になります。

ここからさらに個別性を出すには、**看護計画を実行した後のSOAP記録を参考にする**とよいでしょう。看護介入は、実施をするたびに効果を判断します。実施した看護介入の効果を判断するというのは、期待さ

れる成果を得るための看護計画として効果的であったかと、対象に合った方法であったかについて判断するということです。後者の、対象に合った方法であったかどうかについては、実施をするたびに気づきがあります。実施する時間帯、実施しているときの自分の立ち位置、行う順序やスピード、声をかけるタイミングや方法など、実施をしたことによる気づきがあります。これらの気づきを、看護計画に反映させることで、看護計画はより患者さんに合った内容になります。つまり、個別性のある看護計画になるということです。

実習ではなく、紙上患者事例で立てた看護計画に個別性がないと指摘をされた場合、おもに前者の方法で対応することになるかと思います。

Link　Part3「看護計画立案」
プロセス②　P.66〜72

Q05 看護計画がずれていると指摘されました

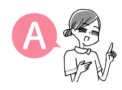

A 期待される成果（看護目標）と看護計画の関係にずれがないかを確認してみましょう

「看護計画がずれている」ことを指摘されるとき、**期待される成果を達成するための看護計画になっていない**ことが多いです。期待される成果と看護計画の関係を確認してみましょう。看護計画は、期待される成果を達成するための計画です。期待される成果は、看護診断（看護問題）を引き起こしている関連因子が減ったり、なくなったりする状態を示しています。ということは、看護計画の中身は、看護診断（看護問題）を引き起こしている関連因子を減らしたり、なくしたりするために行うこと、となります。

期待される成果が得られる計画になっているか確認しよう

あなたの移動手段は何ですかと聞かれて、あなたは何と答えるでしょうか。「向かう場所によります」よね。海外に行くのであれば、自転車というわけにはいかないでしょうし、逆にお向かいのお宅にうかがうのに飛行機ということはありえません。

手段は、目的によって異なります。看護計画も同じです。何をするのか、看護計画の中身は、どこにたどり着くのかによって異なります。看護計画でいうところの「どこにたどり着くのか」は、期待される成果にあたります。筋力が低下していることで転倒しやすいのであれば、転倒を予防するために筋力を増強するということになります。十分な知識をもっていないことで、適切な健康管理ができないのであれば、適切な健康管理ができるように、必要な知識を得るための支援をするということになります。看護計画の中身は、必ず期待される成果と関連しています。

期待される成果を達成するための計画の立て方については、Linkを参考にしてみてください。

Link　Part3「看護計画立案」
プロセス②　P.66〜72

Q06 教科書の丸写しではない看護計画にするには？

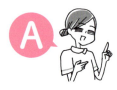

A まずは、患者さんにあてはまらない看護介入がないかどうかを確認しましょう

「教科書の丸写し」という指摘は、看護計画に過不足があることを意味していることが多いように思います。実際に、教科書を丸ごと写したかどうかは別にして、患者さんに必要のない看護介入が含まれていたり、患者さんに必要な看護介入が不足していたりするとき、丸ごと写したように見えることがあるかもしれません。まずは、**患者さんにあてはまらない看護介入がないかどうかを確認**して、明らかにあてはまらないものがあった場合は看護計画から外しましょう。

患者さんにあてはまるか確認しよう

あてはまるかどうかは、どのように判断するとよいのでしょうか。内容にもよるかもしれませんが、少なくとも**「期待される成果（看護目標）」との関連**は確認しましょう。期待される成果を達成するための看護介入ではない場合、あてはまらない可能性が高いです。ほかにも、教科書には女性の患者さんへの看護介入についての説明があり、患者さんは男性だという場合、教科書の内容はアレンジする必要があります。また、移動に介助が必要な患者さんへの看護介入についての説明は、日常生活動作が自立している患者さんにはそのままあてはまりません。期待される成果と照らし合わせて、筋力アップのための運動が看護介入として必要だということは確認できたけれど、運動の方法が患者さんに合っていない、ということもあります。

具体的な看護介入をイメージしてみよう

患者さんに合わない看護計画がそのまま残ってしまうのは、具体的な看護介入をイメージできていないことが理由の一つとして考えられます。「教科書の丸写し」という指摘が意図しているのは、「教科書を写していないで、自分で考えましょう」ということではなく、「看護計画にあげた看護介入は、**どれも実践できるだけのイメージができていますか**」ということなのではないかと思います。

 Part3「看護計画立案」プロセス② P.66〜72

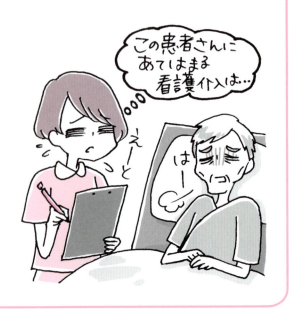

看護計画実施（SOAP）の悩み

Q01 SOAPになっていないと言われました！

A 看護診断（看護問題）ごとに書かれていないことを指しているのかもしれません。その場合、SOAPのルールを、もう一度確認しましょう

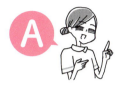

SOAPは、**看護診断（看護問題）ごとに書く**という約束があります。看護計画は、看護診断（看護問題）ごとに立てられます。それぞれの看護診断（看護問題）に対して、それを解決・改善するための看護計画があり、その看護計画が妥当であるかどうかを確認するために、看護計画を実施します。こうして看護計画を実施した経過を記録するものが、SOAPです。

看護診断（看護問題）ごとの SOAPになっているか確認しよう

経過記録としてのSOAPになっていないとき、1つの看護診断（看護問題）に対する、SOAPになっていないことが考えられます。たとえば、転倒転落リスク状態という看護診断（看護問題）に対する看護計画を実施したとします。この場合、Sには、転倒転落リスク状態における、期待される成果を得るための看護介入を実施できたかどうかを判断するための患者さんの発言があてはまります。同じように、Oには転倒転落リスク状態における、期待される成果を得るための看護介入を実施できたかどうかを判断するためのO情報が必要です。さらに、Aでは、転倒転落リスク状態における、期待される成果を得るための看護介入を実施できたかどうか、またその看護介入の方法は適していたかどうかを判断します。そして最後に、Aの結果、転倒転落リスク状態に対する計画を追加するのか、修正するのか、このまま続行するのかについて検討した内容を書きます。SもOもAもPも、転倒転落リスク状態と関連していることが前提です。

Sに患者さんの発言が書かれていても、Oに実施したことや観察したことが書かれていても、Aには、実施した看護介入の評価がされていても、Pにはプランをどうするかが書かれていても、それらの内容が該当する看護診断（看護問題）と関連していない場合、SOAPとして機能していないといえます。

本書で紹介したプロセスに沿って、実施した看護介入の効果を判断すると、1つの看護診断（看護問題）に対するS、O、A、Pを用意することになり、SとOとAとPがつながるSOAPになるはずです。そのために、SOAPを記録する際には、最初に「期待される成果を再確認する」ということを、プロセスの1つとして位置づけています。

Link Part3「看護計画実施（SOAPの書き方）」プロセス③ P.81〜91

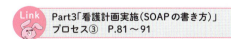
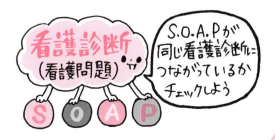

Q02 SOAPが感想文、反省文になってしまうときは？

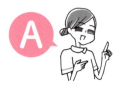
A S情報、O情報をもとに、実施した看護介入の効果を判断しているかどうかを確認しましょう

SOAPには、実施した看護介入に対して、その看護介入が効果的であったかどうかを判断した内容を書きます。実施した看護介入について判断する視点は、2つあります。1つは、**期待される成果を得るための看護介入であったかどうか**、もう1つは、**方法が適切であったかどうか**、です。

判断材料は自分の感想や反省ではなく"患者さんの反応"

SOAPの内容が感想文、または反省文になってしまうとき、実施した自分自身が感じたことや思ったことを頼りに、実施した看護介入の効果について判断していることが多いです。「あのときに私はこのように感じたので、あの方法はよくなかったと思う」「あの場面で私はこう考えたことから、あの方法はよかったと思う」という具合に、**判断の材料が自分の感想や反省になっています**。

実施した看護介入の効果をはかるとき、判断の材料となるのは「**患者さんの反応**」です。つまり、S情報とO情報です。このような患者さんの発言があった、バイタルサインがいくつであった、患者さんの痛みがどうなった、患者さんの動きがどうなったなど、こうした患者さんの反応をもとに、実施した看護介入の効果を判断します。

S情報やO情報をもとにAができているか確認しよう

感じたことや反省点などは、方法を改善するうえでの手がかりになります。これらのことをもとに課題を明らかにして、取り組むことは重要です。ただ、感想や反省だけを頼りにすると、適切に看護介入の効果を判断することができません。なぜなら、実施した看護介入の効果をはかるには、看護介入の前後で、関連因子がどのように変化したのかを確認する必要があるからです。この変化は、看護介入を実施している実施者の感想や反省からでは確認できません。実施した看護介入が効果的であったと判断する場合も、改善点があると判断する場合も、そのように判断した理由を裏づける事実として、S情報、O情報が必要です。

SOAPの内容が感想文、反省文になっていると指摘を受けたとき、S情報やO情報を使って、看護介入の効果を判断しているかどうかを確認してみましょう。

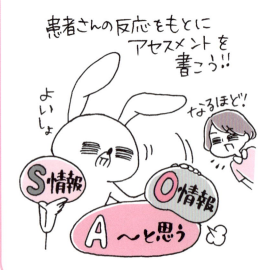

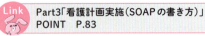
Link Part3「看護計画実施（SOAPの書き方）」POINT P.83

Q03　S、O、A、Pが混ざってしまうときは？

A　混ざっているSOAPをもとに、「SOAPに書くこと」と照らし合わせて分別をしましょう

SOAPが混ざってしまうとき、混ざらないように書きたいと思うわけですが、慣れないうちは、混ざらないように書くにはどうしたらよいのかを考えるよりも、**混ざってしまったものを整理する**という方法をおすすめします。

すでに混ざっているSOAPを見ながら、S、O、A、Pを区別していきましょう。一つずつ確認していきます。

SOAPの分別

最初は**S情報**です。これは、比較的区別しやすいかと思います。患者さんの発言をそのままSに置きます。

次は、**P（プラン）**を抜き出します。プランには、看護計画に追加や変更が必要であることや、現在の看護計画を継続することなどの内容が当てはまります。今回の看護介入の実施を終えて、次回どうするのか、ズバリその結論をPに置きます。

次は、残っているものを、**O情報とA（評価）**に区別します（**表1**）。Aは、プランにおいて、その結論になった理由で、Oは、その理由の裏づけとなる情報です。OとAの違いは、記録者の解釈が含まれない情報（事

■ 表1　情報（事実）と解釈の違いの一例

情報と解釈が混在している例	O／情報（事実）	A／解釈
足踏み運動10回1セットを2セット実施する。途中数を数えたり、笑顔が見られるなど**余裕がうかがえる**。	足踏み運動10回1セットを2セット実施する。途中数を数えている。笑顔がある。	運動中、余裕があった。
リハビリ後、血圧110/62mmHg、脈拍66回/分（規則的）と変動は見られず**安定していたため、リハビリによる過剰な負荷はかかっていないと思われる**。	リハビリ後、血圧110/62mmHg、脈拍66回/分（規則的）。	リハビリ前と比較して、変化していない。バイタルサインが安定している。リハビリによる過剰な負荷はかかっていないと考える。
イライラしており、ストレスを感じていた。 **色文字**部分が解釈になってしまっているところです	※「情報（事実）」がないので、このような解釈になる場合の情報の一例をあげてみます。 ●「利き手が使えないのは不便ですね」という発言（S情報） ●患側でスプーンを使用して食事をする際、十分な量をすくうことができない。眉間にしわが寄っていることがある。ときどきスプーンを置き、ため息をつくことがある。	思うように患側を使えないことがストレスになっていると考える

実）であるか、記録者の解釈か、という点です。Oには、おもに実施したことそのものと、実施したことに対する患者さんの反応（観察したこと）が含まれます。Aは、情報に対する記録者の解釈です。

AとPの分別

ほかに、AとPが混ざるということもあります。

「思うように患側を使えないことがストレスになっているため、患側を効果的に使えるようスプーンのハンドル部分のサイズや形を工夫することや、患側の使い方をトレーニングするなどの支援が必要であると考える」

何をするのかがP、それをするとよいと考えた理由がAになります。「思うように患側を使えないことがストレスになっている（1）」これが、「患側を効果的に使えるようスプーンのハンドル部分のサイズや形を工夫することや、患側の使い方をトレーニングするなどの支援が必要である（2）」と考えた理由ですね。（1）がAで、（2）がPになります。重複していても、意図が伝わればよいのですが、言い換えると意図が伝わるのであれば、同じことを2度書く必要はあり

ません。

混ざっているということは整理をすれば完成ということ

混ざっているというのは、まだ整理はされていないけれど、必要なものはそこにそろっているということです。あとは、SOAPを完成させるために、整理をするだけです。慣れないうちは、混ざっていても、混ざっていることに気づけないことも少なくありません。まずは、いつものようにSOAPを書いてみて、できあがったSOAPを見ながら、それぞれが混ざっていないかどうかを確認するという方法で、整理をしてみましょう。

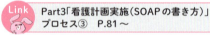
Part3「看護計画実施（SOAPの書き方）」プロセス③　P.81～

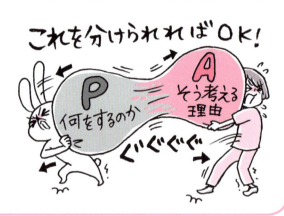

Q04　SOAPのPを看護計画に追加するとは？

A　看護計画上で、追加や変更がされているかどうかを確認しましょう

SOAPのPにおいて、プランの追加や変更が必要であるとした場合、**看護計画上に、追加や変更の内容を記入します**。SOAPのPに、必要なプランの変更や追加について書かれているけれど、プランが変更されていないという指摘を受ける場合、上記のよ

うなケースが当てはまるかと思われます。

　看護記録に追加や修正を記入しなくとも、記録者であるあなた自身がその内容を覚えてさえいれば、次回看護介入を行うときには新しい方法で実施することができるでしょう。ただ、看護計画というのは、本来、看護師間で共有するものです。患者さんの看護計画は、複数の看護師によって実行されます。複数の看護師によって共有される看護計画は、「看護が見える」「誰が見てもわかる」内容でないといけません。看護記録としての、看護計画を扱うときのルールに従うと、SOAPのPに書いた内容の詳細は、さらに看護計画のなかに示す必要があります。

 Link Part3「看護計画実施（SOAPの書き方）」プロセス③-6　P.91

Q05 SOAPが行動計画に反映されていないってどういうこと？

A SOAPのPの内容が、翌日の行動計画に表れていないということです

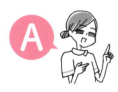

　SOAPのPにおいて、計画のなかにある看護介入の方法を変更することになったり、新たな看護介入を追加することがあります。その場合、看護計画に追加や変更を記入します。こうして、**追加・変更された看護計画をもとに、翌日の行動目標・行動計画を立てる**ことになります。

　SOAPが行動計画に反映されていないと指摘をされるとき、前日、実施した看護介入の評価をもとに、看護計画を追加・変更をした内容が、本日の行動計画に表れていないことを意図していることが多いです。まずは、**前日のSOAPと翌日の行動計画を照らし合わせてみましょう**。行動目標・行動計画の悩みの「Q5　前日の内容を踏まえて書くってどういうこと？」（P.131）もあわせて見てください。

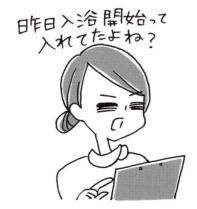

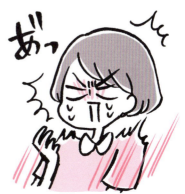

行動目標・行動計画の悩み

Q01 毎日の行動目標が思い浮かびません

A 本日行うことを、基本形に当てはめながら確認してみましょう

　毎日の行動目標は、「**実習目標や期待される成果（看護目標）を達成するために、本日は何をするのか**」をさします。まったくゼロからつくり出すものではなく、すでにある実習目標や、期待される成果が本日の行動目標の基盤になります。

　逆に、基盤となるはずの実習目標や期待される成果を無視して、行動目標を立てると「ずれる」ということが起こります。わかりやすいのは、期待される成果と行動目標の関係です。Part3の内容と重複しますが、簡単に復習しますと、行動目標は、期待される成果を達成するために、本日何をするのかを示した内容になるはずです。期待される成果を達成するために本日何をするのかを決める、それを毎日続けることで、期待される成果を達成することになる、という関係です。

　実習における行動目標は、行動目標だけで独立していません。行動目標は必ず、別の大きな目標を達成するために何をするのか、という位置づけになっています。行動目標が浮かばないというときは、実習目標、または期待される成果を確認してみましょう。

　Part3でお伝えした基本形に、それらを当てはめることで、実習内容や、その日の患者さんに合った行動目標を立てやすくなります。行動目標の基本形は、次のとおりでしたね。

＜行動目標の基本形＞
「**実習目標、または看護目標を達成するために、○○する**」

「実習目標、または看護目標を達成するために」の部分と、「○○する」の部分は、その日の実習内容に合わせて置き換えます。

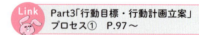

Part3「行動目標・行動計画立案」
プロセス①　P.97〜

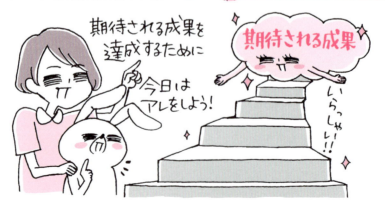

Q02 実習初日の行動目標の立て方がわからない

A 実習初日に行うことと、その目的を確認しましょう

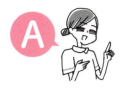

実習計画表(実習予定表)で実習初日の予定と目的を確認しよう

実習初日も、2日目以降も、行動目標の立て方は基本的に同じです。

実習計画表(実習予定表)は、その実習において、設定された期間で実習目標を達成するための実習内容です。**実習初日の予定を確認する**と、その実習において、実習目標を達成するために1日目に何をするのかを確認できます。

たとえば、領域別実習(例：老年看護学実習、成人看護学実習など)において、実習初日は病棟オリエンテーション、患者さんへのあいさつ、情報収集などが予定されていることが一般的です。この予定内容から、行動目標の基本形の後半部分が決まります。「実習目標達成のために、○○する」の「○○する」の部分には、病棟の構造や看護体制を把握する、受け持ち患者さんの日課や生活の様子などを確認する、などが当てはまります。

ほかにも、受け持ち患者さんの生活の様子を観察するという目的で、受け持ち患者さんに実際に行われている看護援助を見学することも、行動目標となります。さらに、それぞれの「〜する」に対して、それらを行う目的を確認します。本日それらを行う目的にあたる内容が、行動目標の前半「〜のために」の部分に入ります。

立てにくいことは教員も指導者も承知している

実習初日は、予定の詳細がわからないために、何時から何時に何をするのかなどの具体的なスケジュールを立てられなかったり、受け持ち患者さんにまつわる情報が少ない(または、ない)ことで、受け持ち患者さんの個別性を踏まえた内容にすることが難しかったりするものです。ただ、こうした事情は教員も指導者も承知しています。実習初日は、1回の実習につき1回しか経験できませんが、実習のたびにもらうアドバイスを反映させることで、1回目の実習初日より2回目の実習初日、2回目の実習初日より3回目の実習初日のほうが、行動目標の内容はより充実していくでしょう。

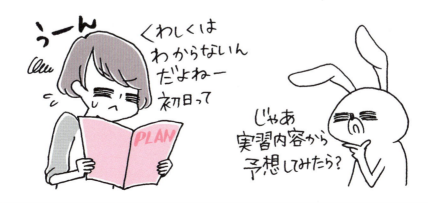

Q03 行動目標を具体的に書けない！

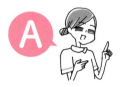 現在の行動目標にもう少しだけ手を加えてみましょう。何をするのか、行動が見えるような表現に置き換えてみるとよいでしょう

"何をするのか"行動の部分を詳しくする

行動目標に対して「具体性」が足りていないことを指摘されるとき、**最後の「行動」の部分を置き直す**ことで改善できるケースが多いです。「意識する」「理解する」「注意する」などの場合、それはつまり何をすることなのか、という問いを繰り返すことで具体的な表現に変えることができます。

たとえば、意識するとは、注意して観察するということ。注意して観察するとは、患側を動かすときに苦痛が生じていないかどうかを観察するということ、など。看護計画の悩みのなかでお伝えしましたが、目標を具体的にするというとき、「具体的な目標」を新たにつくるというより、今の目標を部分的にくわしくすることで、具体性を出すことができます。あなた自身のなかでは、イメージはあってそれを表現できていないだけのことも多いかと思います。その場合、「誰が見てもわかる」記録にするための表現に置き換えます。つまり何をすることなのかがわからない、これをすることを言ってるのか、それともこっちを指しているのか迷う、と感じる表現は、置き換えの必要がありそうです。

具体的でないと、評価するときに自分も困ることに…

何をすることなのかがわからないと、読み手に行動目標の意図が伝わらないこともありますが、何より1日の実習を終えた後に評価をする際、行動目標を達成できたかどうかを判断するときに悩む可能性があります。意識するとは、具体的にこれこれをすることである、ということが明確になると、意識できたかどうかを判断しやすくなります。

実際には、行動目標であげた「行動」について、行動計画のなかで具体的に何をするのかを示すことになります。ひとまず行動目標を立てた後、行動計画で詳細を確認して、その後もう一度行動目標を確認することで、「具体的に何をするのか」をより表現しやすくなるかもしれません。

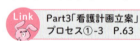 Part3「看護計画立案」プロセス①-3　P.63

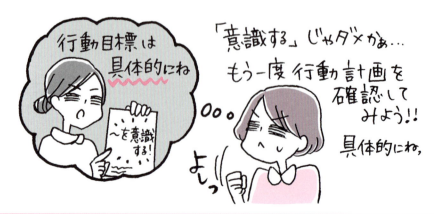

Q04 行動目標・行動計画が看護計画とずれていると言われるときは？

A 期待される成果（看護目標）を達成するための、行動目標・行動計画になっていないということです

看護計画を立案した後の時期に、行動目標・行動計画を立てる場合、期待される成果を達成するために、**看護計画のうちのどれをどのようにいつ行うのかを、日々設定**します。行動目標や行動計画の内容から看護計画との関連が見えないとき、期待される成果を達成するための本日の行動目標・行動計画になっていないときに「ずれている」と指摘されることがあります。

結果としてずれてしまうとき、看護計画を踏まえて行動目標・行動計画を立てるということを知らなかったということがほとんどです。これからは、看護過程を展開する実習では、看護計画と行動目標・行動計画は忘れずセットにしましょう。看護計画と関連させて行動目標・行動計画を立てることができるようになると、看護計画がスムーズに進むことに加えて、毎日の行動目標を立てることが大変でなくなります。なぜなら、行動目標にあげることは、看護計画のなかから選ばれたものになるはずだからです。

言い換えると、看護計画と行動目標・行動計画がずれるということは、看護計画がなかなか進まないうえに、毎日の行動目標に悩むということになりかねません。**看護計画と行動目標・行動計画は常にセット**です。

> Link Part3「行動目標・行動計画立案」
> プロセス①-2-2) P.99
> プロセス①-3-2) P.101

Q05 前日の内容を踏まえて書くってどういうこと？

A 前日の行動目標を評価した内容を、本日の行動目標・行動計画に反映させるということです

たとえば、行動目標を毎日書いている場合、行動目標を毎日評価していると思います。行動目標の評価は、その日の行動目標を達成できたかどうかを判断することです。毎日の行動目標は、「〜という目的を果たすために、〇〇する」という内容になっています。このことを踏まえると、行動目標を達成したかどうかを判断するというのは、目的を果たすための、〇〇ができたかどうかを判断することになります。

行動目標を達成したかどうかを判断した結果、達成しなかった場合は、**何が影響したのか、改善策は何か**などを検討します。「今回は座位で実施をしたけれど、途中から座位を保持することが大変そうに見えたので、次回は座位以外の方法がよいかも」「今回は10時から実施をしたけれど、10時はちょうどご家族の面

会と重なるので、次回は面会の時間を外すようにしよう」など、検討した内容を、次の日の行動目標や行動計画に反映させることで、より患者さんに合った看護介入ができます。

このように、行動目標を評価して、評価をした内容を次の日の行動目標や行動計画に活かすことが、前日の内容を踏まえて書くということです。

そうすると、まったく同じ行動目標・行動計画が毎日続くということはなくなります。なぜなら、目標を達成できた場合は、次回は新しい目標を立てることになりますし、目標を達成できなかった場合は、次回目標を達成するために、何かしらの変更が必要になるからです。

毎日の行動目標の達成の積み重ねは、実習目標や期待される成果（看護目標）の達成につながります。実習目標や期待される成果を達成するために、日ごとの行動目標・行動計画が途切れてしまうことのないよう注意したいです。

Q06 患者さんの状態が前日から変化していたときはどうしたらいい？

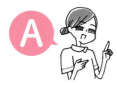

A 当日の受け持ち患者さんの状態を踏まえた行動目標・行動計画に変更する必要があります

行動目標と行動計画は、通常、実習終了時の受け持ち患者さんの状態や状況を頼りに、翌日の予定や日課と照らし合わせて検討します。ただ、実習を終了した後に、受け持ち患者さんの状態や、翌日の予定が変わることがあります。この場合、こうした変化や変更を知らないまま翌日の行動目標と行動計画を立てるため、**当日の朝、新たに情報を得た時点で、行動目標と行動計画を変更する**ことになります。

受け持ち患者さんの状態が変化していた場合、次のような点について確認するとよいでしょう（表2）。突然のことで慌ててしまうかもしれませんが、あらかじめ最低限の確認事項を把握していると、落ち着きを取り戻しやすくなることでしょう。

受け持ち患者さんの状態が変化したことに気づいた（知らせてもらった）時点で、指導者に行動目標・行動計画を変更する旨を伝えます。可能な範囲で変更事項を報告するなかで、判断に困る点については指導者に相談するとよいでしょう。受け持ち患者さんにとって、安全で安楽に過ごすことのできる1日となるために、指導者の助言をもらいながら、患者さんに合わせた実習内容を検討しましょう。

■ 表2　行動目標・行動計画を変更する際の確認のポイント

- 予定していた看護介入が必要かどうか
- 必要な場合は、予定していた方法は適しているか
- 適していない場合、どのような方法で行うとよいか
- 状態の変化にともなって、新たに必要な看護介入はないか
- 予定していた看護介入を中止したり、方法を変更したり、新たに看護介入が必要になる場合、他の予定と照らし合わせて、どのようにスケジュールを立て直すとよいか

Q07 援助計画に個別性を出すにはどうしたらいい？

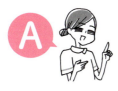

A 患者さんの特徴を踏まえて、実施する方法を具体的にするとよいでしょう

看護計画を立案した後は、看護計画に沿って看護介入をしていきますが、看護計画を立案するまでの間、これまでに患者さんに行われていた看護援助は継続して行われることについてはP.98で触れました。ここでは看護計画とは別に、こうした個別の援助に対する計画を「援助計画」と呼ぶこととします。援助計画は、行動目標・行動計画に反映する必要があります。

援助計画において個別性を出す場合も、看護計画で個別性を出す場合と同じく、現在の計画を、対象の特徴を踏まえて、方法を詳しくしたり、留意点を添えたりするとよいでしょう。

Part3のなかで、看護計画の内容を具体的にするときの手がかりとして、**身体的特徴、心理的特徴、日課・スケジュール**などをあげています。援助計画の場合も、同じです。「患側に注意する」という内容に対して、十分に具体的ではないことを指摘されたとき、患側はどちらで、それは上肢を指しているのか、下肢を指しているのか、それとも両方なのか、患側に注意するとは、患側をどうすることなのか、という具合に、**行う内容・方法を具体的にする**ことで、個別性を出すことができます。

> Link Part3「看護計画立案」プロセス②-3 P.70

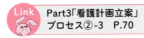

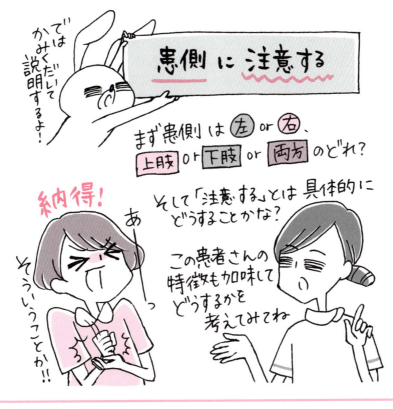

その他の記録の悩み

実習で使う、その他の記録にまつわる悩みについて取り上げます

Q01 どこまで疾患の学習をすればいいのかわからない！

A 必要な看護について理解できるような、疾患の学習ができるとよいです

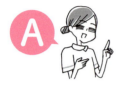

症状や治療と看護の関係

看護過程を展開するという課題に取り組むとき、看護過程の展開とは別に、患者さんの疾患についての学習が課題になることがあります。看護過程を展開するために、疾患について学習する必要があるのは、症状や治療が「看護を必要とする現象」と関係が深いためです。

たとえば、「息苦しさ」という症状が出ているとき、十分なガス交換ができるような呼吸を整えるケアが必要になります。「息苦しさ」によって、息ができないことによる不安が生じているとき、息苦しさを緩和しながら、不安に対するケアをすることになります。「息苦しさ」があることで、自力で身体を動かすことが難しく、長時間同じ姿勢が続くときには、体位を変える・整えるというケアが必要になります。

看護のために疾患を学習するという視点で

疾患について学習するというのは、身体のどこが正常に機能していないために、どんな症状が出るのか、それに対してどのような治療が必要なのかを、すべて正確に理解して覚えることをさしているのではありません。医師が「健康問題」そのものに対して治療をするのに対して、看護師は、**健康問題に対する人間の反応を治療**します。疾患について学習する目的は、疾患を理解することで、それによる人間の反応を判断しやすくなるためです。

看護過程の参考書を見ると、ほとんどの参考書は、看護過程の展開についての解説の前に、該当する疾患についての解説があります。このような疾患の場合、このような症状を認め、このような治療をすることで、このような状態・状況になると、こういう看護が必要になる、というふうになっており、疾患と看護の関係が把握しやすくなっています。

どこまで学習するとよいかは、どれとどれを覚えればよいということではなく、**その疾患の場合、一般的にどのような看護が必要だと言われているのか、それはなぜか、を理解すること**です。この点を理解できると、疾患という、患者さんの特徴の1つを踏まえて看護過程を展開しやすくなるかと思います。大事なことは、何のために、疾患の学習をするのか、という目的を理解することです。

Q02 実習のあとの"学びのレポート"は何を書けばいい？

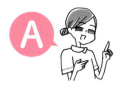

A 学んだことによって、あなたが何を得たのか、あなたのなかの反応を書きましょう

教わったことをそのまま並べるだけではダメ

看護過程の記録用紙と違って、決まった書式もなく自由に書いてよいとなると、よけいに何を書けばいいのか悩んでしまうかもしれません。学びのレポートの場合も「問い」がカギです。この課題では何を問われているでしょうか。

学びのレポートを書く場面というのは、演習をしたり、実習をしたり、何かを見たり聞いたりと、何かしらの「経験」をしたあとに書くということが一般的です。学びのレポートという名がつくほどですので、「学び」について書いてほしいわけですが、習ったこと、教わったことをそのまま並べることをさしていないことが多いです。

たとえば、施設で見学をするという実習の場合、見学をする際に、担当の指導者がその場面や状況について説明をしたとします。指導者が説明した内容は「学んだ事柄」であって、「学び」とは異なります。学びのレポートには、指導者が説明した内容、つまり「学んだこと」をそのまま書くのではなく、**それらの説明によって、何を学び得たのか、学んだことに対するあなたのなかの「反応」を知りたい**のだと思います。さて、学んだことに対する反応とは、何でしょうか。

学んだことの気づきを看護にどう生かすのかの視点

『必ず書ける「3つが基本」の文章術』（近藤勝重著、幻冬舎新書）[17]のなかでは、①体験、②気づき、③個人的体験の普遍化、という3つの点を踏まえて書くと、体験に意味を持たせる文章になる、と説明されています。「学んだこと」の羅列ではなく、学びについて書くうえで、この3つの視点は学びのレポートにも応用できます。

たとえば、見学実習の最後に学びのレポートを書くとします。

①体験……これは実習そのものにあたります。

そして、

②気づき……実習で体験したことをもとに気づいたことです。心が動いたこと、腑に落ちたことなどというと、イメージしやすいでしょうか。新たに学んだことと既存の知識や体験とがつながることで起こるといえます。

そして最後、**③個人的体験の普遍化**。本の中では「②の気づきが、どう社会と関わっているのか、普遍的な意味を見出す」としています。これを実習の学びレポートに応用するとき、「社会」を「看護」に置き換えてみるとよいでしょう。言い換えると、**なぜ看護の実習において「このこと」を学ぶ必要があるのか**、実習の目的との関係の中にヒントがあることも多いです。実習目的や実習目標には、何を学ぶために、何を目指して実習するのか、が示されています。どのような経験によって、どのような学びにつなげてほしいのかという意図を、実習目的や実習目標のなかに確認できます。

お役立ちColumn

行動目標・行動計画 発表のコツ

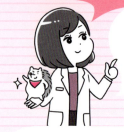

　毎朝、指導者等に発表してOKをもらえないと行動に移れないことも行動目標・行動計画の大きな悩みの1つ。スムーズな発表のコツをお教えします！

　スムーズな発表というのは、聞き手が**ほしいことがらが**、聞き手が**ほしい順番に**登場する形になっています。聞き手にとって、最後まで聞かないと、何が言いたいのかわからないという構成は、聞きにくさにつながります。**聞きながら、つぎにどんな内容が登場するのかを予測できる構成**が聞きやすさのポイントです。

行動目標→行動計画 という順序

　行動目標を先に確認できると、その目標を達成するために何をするのか、が含まれているかどうかを拾おうとしながら、行動計画を聞くことができます。

全体→詳細 という順序

　指導者としては、結局のところ今日は何をするのかということを最初に知りたいです。なぜかというと、何をするのかによって、行う順番や時間配分、具体的な方法などが変わってくるためです。まずは、方法や注意事項などの詳細を抜きにして、何をするのかを順番に述べた後、必要な項目に対して詳細を追加するという順序にすると、指導者は実習全体をイメージしやすくなり、聞きやすさにつながります。

結論→理由の説明 という順序

　何についての理由なのかが先にわかることで、理由の説明を聞きやすくなります。理由や根拠を述べるときには、結論が先にくるようにしましょう。

声に出して練習する

　記録用紙は原稿ではないため、発表用のセリフがすべて書かれているわけではありません。イメージしていることを、イメージどおりに発表できるかどうか、自分の発表を「聞く」ことで確認してみるとよいでしょう。

■ 行動目標・行動計画発表の型一例

行動目標		❶本日の行動目標は何か
行動計画	8:30	申し送りを聞く、行動目標・計画を発表する
	9:00	患者さんにあいさつ、病室を整える
	10:00	**検温**（特に血圧については、降圧剤の服用を開始したため、効果および副作用を確認する）
	11:00	**全身清拭**（右上肢に麻痺があるため、関節可動域に注意しながら、適宜患者さん自身に支えてもらうことを伝えるようにする）
	15:00	**カンファレンス**
		❷本日行うことは何か（最初に上記の太文字部分のみ）
		❸補足する必要のある事項について、具体的な方法や注意事項と根拠
		（カッコ（　）内の内容）

付録 実習記録にまつわるルール

ルール1 わかりやすい日本語で

　『"見える記録"を書くコツ』(市村尚子、日総研出版)のなかで、「わかりやすい日本語とは、伝えたいことが明確で文章が簡潔であることと言い換えてもよいでしょう。(中略)たくさん書いても、無関係なことが詳細に書かれており、ポイントがよくわからない看護記録では、『わかりやすい日本語』という要件は満たせていないのです」[18]と述べられています。

　言いたいことが伝わる文章にするには、文章の構成も重要ですが、それ以上に**「言いたいことは何か」が明確になっていること**が大前提です。言いたいことが明確にならないまま、文章の構成だけをまねても、言いたいことは読み手に伝わりません。

　Part3のそれぞれの記録用紙を書くプロセスの最後に、何について書くのかの「何」を考えるための「指導者がズバリ知りたいこと」を載せました。記録を書き上げた後、もう一度その「知りたいこと」を確認して、記録にまとめた内容が、その「知りたいこと」の答えになっているかどうかを確認してみましょう。言いたいことが読み手に伝わる内容にするための最も重要な条件は、読み手が知りたいことが書かれていることです。実習記録でいうところの、読み手が知りたいこととは、それぞれの記録用紙に書くべきことを指しています。

ルール2 個別の名称は記載しない

　患者氏名や、年齢、施設名など、個別の名称は記載しません。万が一、実習記録が紛失した場合に、個人が特定されることを防ぐためです。氏名は、イニシャルに置き換えたり、アルファベットの頭文字だけを使ったり、文字の代わりに○○などの伏字を使って、表記します。

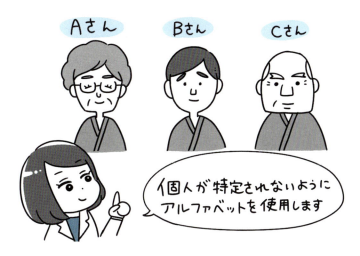

ルール3 「です」「ます」は使わない

実習記録では、簡潔に記すために、文末に「〜です」「〜ます」という表現を使いません（表1）。患者さん用につくるパンフレットなどは、これに限りません。

■ 表1　文体の使い分け[19]

文体		特徴	向いている文
敬体	です・ます調	丁寧な印象となる 柔和な印象となる	説明文、患者さん用パンフレットなど
常体	だ調	説得力がある	小説、新聞記事など
	である調	断定的である 簡潔な文章になる	看護過程、実習記録、レポート、論説文、箇条書き、注意事項など

田中美穂，蜂ヶ崎令子：看護学生のための実習の前に読む本．医学書院，2015：108．より転載

■ 表2　実習記録で使う文体の例

×	○
次回の全身清拭は、ベッド上で臥床で**行います**	次回の全身清拭は、ベッド上で臥床で**行う**
右上肢の痛みは**ありません**	右上肢の痛みは**ない**
食事摂取量が低下していることが影響していると**思います**	食事摂取量が低下していることが影響していると**考える**

患者さん用につくるものは丁寧な表現で問題ありませんが、実習記録では簡潔にまとめるために「である調」で記載します

ルール4 略語を使わない

他の人には通じないような略語や、複数の解釈ができるような略語は使用しないように気をつけましょう

看護記録、実習記録での略語の記載についてのルールは、学校や施設によって異なります。実習記録では、基本的に略さず書くことがルールとなっていることが多いですが、共通の認識のもと使用している略語や、使用が許可されている略語などもあります。

ルールを確認しながら略語を使うこともできますが、まずは「誰が見てもわかる」記録とするために、略語を使わずに表現ができるようになるとよいでしょう。

■ 表3　略語の例

×	○
体交	体位変換
陰洗	陰部洗浄
WC	車椅子
A・H・Y	朝 昼 夕

澁谷貞子 監修：実習記録上達術．プチナース 2011；20(13)：18-19．より引用して作成

ルール5　記号は使わない

「腹痛（＋）」「腹痛（－）」のように、「ある」「ない」という表現の代わりに（＋）や（－）の記号を使ったり、程度についてプラスの数で表現したり（＋＋＋）ということはしません。日本語の文で、有無や程度がわかるように表します。また、感嘆符（！）や、疑問符（？）も同様に使用しません。

■ 表4　記号の例

×	○
食事摂取量（＋＋＋）	食事摂取量：主食8割、副食5割摂取
再度指導が必要！	再度指導が必要である
〜ではないか？	〜であると考えられる

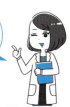

日本語で有無や程度がわかるように書きましょう。レポートなどと同様ですが、「！」「？」などは使いません

ルール6　「私は」という主語は入れない

実習記録を書くときに、記録者としての「私は」という主語は必要がないということです。なぜなら、記録上にある判断や実施はすべて記録者によるものだからです。自分以外の第三者による発言や行動は、その旨を示す必要があります。

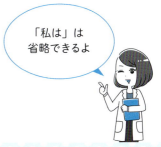

「私は」は省略できるよ

ルール7　話し言葉を使わない

話し言葉のなかで、日常の会話のなかでは通じるものでも、造語やある特定の業界での用語として使われているものなどは、実習記録を書くうえで使用しません。

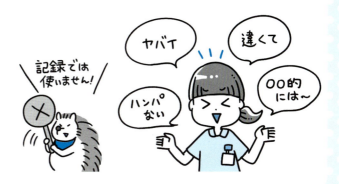

ルール8 専門用語を使う

　専門用語は、医療職者として、意味を正確に理解して、正しく使いましょう。ただし、患者さんやご家族に対しては使用せず、できるだけわかりやすい言葉に言い換える必要があります。

■ 表5　使用頻度の高い専門用語の例

専門用語	読み	意味
咳嗽	がいそう	咳
喀痰	かくたん	痰
口渇	こうかつ	のどが乾く
咀嚼	そしゃく	かみ砕く
嚥下	えんげ	飲み込む
誤嚥	ごえん	誤って飲食物が気管に入る
悪心	おしん	吐き気
嘔吐	おうと	吐く
疼痛	とうつう	痛み
易感染	いかんせん	感染しやすい状態
褥瘡	じょくそう	床ずれ
瘙痒感	そうようかん	かゆみ
喘鳴	ぜんめい	ゼイゼイする
含嗽	がんそう	うがい
落屑	らくせつ	垢が落ちる
熱傷	ねっしょう	やけど
嗄声	させい	かれ声
鼻汁	びじゅう	鼻水
倦怠感	けんたいかん	だるい
粘稠	ねんちゅう	粘りけがある
冷汗	れいかん	ひやあせ
増悪	ぞうあく	病状がだんだん悪くなる

ルール9 変更は取り消し線で

　すでに記録したものを取り消したり、変更したりする場合、消しゴムで消さず、取り消し線で表します。追加や変更事項は、日付を添える場合もあります。

■ 表6　訂正のしかた

×	○
腸ぜん動音聴取する。 蠕 腹部膨隆は〜〜〜〜〜	腸蠕動音聴取する。 蠕 　　　　○月○日認められた。 腹部膨隆は認められなかった。

澁谷貞子 監修：実習記録上達術. プチナース2011；20(13)：20-21. より引用して作成

引用・参考文献一覧

<引用文献>

1. 中野信子：努力不要論．フォレスト出版，東京，2014；36-230．
2. ロザリンダ・アルファロ-ルフィーヴァ 著，本郷久美子 監訳：基本から学ぶ看護過程と看護診断 第7版．医学書院，東京，2012：6．
3. 市村尚子："見える記録"を書くコツ．日総研出版，東京，2010；8．
4. 齋藤孝：原稿用紙10枚を書く力．だいわ文庫，東京，2007；36．
5. 齋藤孝：原稿用紙10枚を書く力．だいわ文庫，東京，2007：37．
6. T. ヘザー・ハードマン，上鶴重美 原書編集，上鶴重美 訳：NANDA-I看護診断 定義と分類 2018-2020 第11版．医学書院，東京，2018：38．
7. 中木高夫：看護診断を読み解く！．学研メディカル秀潤社，東京，2009：2．
8. T. ヘザー・ハードマン，上鶴重美 原書編集，上鶴重美 訳：NANDA-I看護診断 定義と分類 2018-2020 第11版．医学書院，東京，2018：38．
9. T. ヘザー・ハードマン，上鶴重美 原書編集，上鶴重美 訳：NANDA-I看護診断 定義と分類 2018-2020 第11版．医学書院，東京，2018：44．
10. 江川隆子：ゴードンの機能的健康パターンに基づく看護過程と看護診断．ヌーヴェルヒロカワ，東京，2016：80．
11. 任和子 編著：改訂版 実習記録の書き方がわかる 看護過程展開ガイド－ヘンダーソン、ゴードン、NANDAの枠組みによる－．照林社，東京，2009：126．
12. ロザリンダ・アルファロ-ルフィーヴァ 著，本郷久美子 監訳：基本から学ぶ看護過程と看護診断 第7版．医学書院，東京，2012：200．
13. 江川隆子：ゴードンの機能的健康パターンに基づく看護過程と看護診断．ヌーヴェルヒロカワ，東京，2016：87．
14. 任和子 編著：改訂版 実習記録の書き方がわかる看護過程展開ガイド－ヘンダーソン、ゴードン、NANDAの枠組みによる－．照林社，東京，2015：21．
15. ロザリンダ・アルファロ-ルフィーヴァ 著，本郷久美子 監訳：基本から学ぶ看護過程と看護診断 第7版．医学書院，東京，2012：244．
16. 内田陽子：ベストティーチャーが教える！ 看護過程 目からウロコの教え方＆学び方．日総研出版，東京，2008：75．
17. 近藤勝重：必ず書ける「3つが基本」の文章術．幻冬舎，東京，2015：24．
18. 市村尚子："見える記録"を書くコツ．日総研出版，東京，2010：11．
19. 田中美穂，蜂ヶ崎令子：看護学生のための実習の前に読む本．医学書院，東京，2015：108．
20. 澁谷貞子 監修：実習記録上達術．プチナース 2011；20（13）：18-21．

<参考文献>

1. マージョリー・ゴードン 著，江川隆子 監訳：ゴードン博士の看護診断アセスメント指針 よくわかる機能的健康パターン．照林社，東京，2006．
2. 黒田裕子：看護学生版シリーズ② わかりやすい看護過程．照林社，東京，1994．
3. 黒田裕子：黒田裕子の入門看護診断 看護診断を使った看護計画の立て方．照林社，東京，2009．
4. 中木高夫：POSをナースに 第2版．医学書院，東京，1998．
5. 小田正枝：事例でわかる 看護理論を看護過程に生かす本．照林社，東京，2008．
6. 楠見孝，津波古澄子：看護におけるクリティカルシンキング教育．医学書院，東京，2017．
7. 石川ふみよ：実習記録・看護計画の解体新書．学研メディカル秀潤社，東京，2016．
8. 横井和美：看護過程の展開に沿った実習記録の書き方とポイント．サイオ出版，東京，2017．
9. 百瀬千尋：看護学生のためのレポート＆実習記録の書き方．メヂカルフレンド社，東京，2016．
10. 福田美和子：看護学生のための実習記録の書き方．サイオ出版，東京，2015．
11. 野口悠紀雄：「超」文章法．中央公論新社，東京，2002．
12. 木下是雄：理科系の作文技術．中央公論新社，東京，1981．
13. 木下是雄：レポートの組み立て方．ちくま学芸文庫，東京，1994．
14. 近藤勝重：書くことが思いつかない人のための文章教室．幻冬舎，東京，2011．
15. 倉島保美：論理が伝わる世界標準の「書く技術」．講談社，東京，2012．
16. 山﨑康司：入門 考える技術・書く技術 日本人のロジカルシンキング実践法．ダイヤモンド社，東京，2011．
17. 樋口裕一：わかりやすい文章を書く技術．フォレスト出版，東京，2013．
18. 古賀史健：20歳の自分に受けさせたい文章講義．講談社，東京，2012．
19. 山田ズーニー：伝わる・揺さぶる！ 文章を書く．PHP研究所，東京，2001．

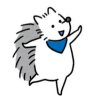

索　引

欧文

E-P 58
　　──の例 68
OK になる実習記録の要件 2
O-P 58
　　──の例 69
PES 方式 54
POS 76
RUMBA の法則 64
SOAP 82
　　──の書き方 88, 89, 90
　　──を書く記録用紙の一例 82
T-P 58
　　──の例 68

和文

あ

アセスメントから看護診断まで 19
アセスメント記録用紙の一例 35
アセスメント清書一例 50
アセスメントの一例 33
アセスメントの記録用紙完成形一例 55

か

解釈・分析の基本構成 47
活動・運動パターンのアセスメントの視点 40
看護介入実施後のメモの一例 81
看護介入と期待される成果の関係 60
看護介入による関連因子の変化イメージ 83
看護過程（思考プロセス） 18
看護記録の目的 11
看護記録の要件 12

看護計画実施から看護計画評価まで 24
　　──の実際 74
看護計画に具体性を出す手がかり 70
看護計画の記載例 71
看護計画用紙の一例 58
看護計画立案から看護計画実施まで 23
看護診断（問題の明確化）から
　　看護計画立案まで 23
看護診断の種類 21
観察計画 58
　　──の例 69
関連因子 53

き

記号の例 139
期待される成果 59
　　──が具体的になる構成の基本形の一例 63
　　──の記入例 66
　　──の骨組みとつくる 2 つの視点 61
教育計画 58
　　──の例 68

け

敬体 138
原因と結果の関係 46

こ

行動計画 95, 96
　　──用紙一例 97
行動目標 94, 96
　　──の基本形 99
行動目標・行動計画発表の型一例 136
行動目標・行動計画を変更する際の
　　確認のポイント 132

し

- 実習記録に関するルール ……… 5
- 実習目標 ……… 94
- 指導計画 ……… 58
  - ──の例 ……… 68
- 常体 ……… 138
- 情報（事実）と解釈の違いの一例 ……… 125
- 情報記入の一例 ……… 36
- 情報の読み取りの一例 ……… 39
- 診断指標 ……… 53

せ

- 成果を記述するための5つの要素 ……… 63
- 専門用語の例 ……… 140

た

- 短期目標 ……… 62

ち

- 長期目標 ……… 62
- 治療計画 ……… 58
  - ──の例 ……… 68

て

- 訂正のしかた ……… 140
- 到達度を測定できる動詞の例 ……… 65

は

- 排泄セルフケア不足の看護計画 ……… 71
- 排泄セルフケア不足の行動計画立案の記載例 ……… 104
- 排泄セルフケア不足の行動目標の一例 ……… 103

ふ

- 文体の使い分け ……… 138

へ

- ヘルスプロモーション型看護診断 ……… 21

ま

- マズローの階層論にもとづく優先順位の考え方 ……… 116
- メモ帳の準備の一例 ……… 79
- メモをとるときの考え方 ……… 84

も

- 問題志向型システム ……… 76
- 問題焦点型看護診断 ……… 21

り

- リスク型看護診断 ……… 21
- 略語の例 ……… 138
- ルンバの法則 ……… 64

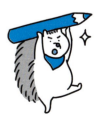

実習記録につまずいたとき読む本

2019年12月25日　第1版第1刷発行	著　者	ローザン由香里
	発行者	有賀　洋文
	発行所	株式会社　照林社
		〒112-0002
		東京都文京区小石川2丁目3-23
		電話　03-3815-4921（編集）
		03-5689-7377（営業）
		http://www.shorinsha.co.jp/
	印刷所	大日本印刷株式会社

●本書に掲載された著作物（記事・写真・イラスト等）の翻訳・複写・転載・データベースへの取り込み、および送信に関する許諾権は、照林社が保有します。

●本書の無断複写は、著作権法上の例外を除き禁じられています。本書を複写される場合は、事前に許諾を受けてください。また、本書をスキャンしてPDF化するなどの電子化は、私的使用に限り著作権法上認められていますが、代行業者等の第三者による電子データ化および書籍化は、いかなる場合も認められていません。

●万一、落丁・乱丁などの不良品がございましたら、「制作部」あてにお送りください。送料小社負担にて良品とお取り替えいたします（制作部 ☎0120-87-1174）。

検印省略（定価はカバーに表示してあります）
ISBN978-4-7965-2477-3
©Yukari Routhan/2019/Printed in Japan